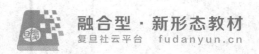

融合型·新形态教材
复旦社云平台 fudanyun.cn

婴幼儿托育·早期教育系列教材

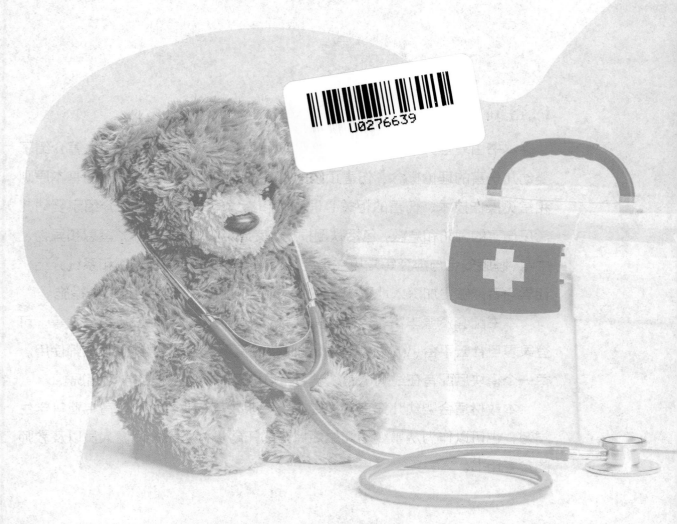

婴幼儿伤害预防与处理

主　编　徐　虹　张晓波

副主编　沈　桢　顾　莺　郑继翠

编　委（按姓氏笔画排列）

王文超　郑继翠　应佳云　张晓波　张铮铮　汪庭娟

沈　桢　沈伟杰　贡海蓉　陈　劼　陈伟明　徐　虹

顾　莺　傅丽丽　简杜莹

复旦大学出版社

内容简介

本书由复旦大学附属儿科医院团队编写，共分为两个部分。上篇介绍了婴幼儿伤害的理论概念、伤害预防的基本原则和举措、伤害急救的基本原则和常见操作技术、伤害的相关心理问题和持续管理。下篇重点介绍了婴幼儿常见伤害的预防和急救，包括跌倒损伤、交通相关损伤、溺水、窒息和异物、中毒、睡眠安全与猝死等常见或重要的伤害类型，通过案例导入和系统介绍，让学习者能够更加深入地了解伤害的表现、预后、处理原则和预防措施。

本书配套资源丰富，含有实操视频、拓展阅读、课件、习题答案等，可登录复旦社云平台（www.fudanyun.cn）查看、获取。课件仅限教师使用。每一个模块后配有在线测试题，学习者可以及时检验自己的学习情况。

本教材适合婴幼儿托育相关专业、早期教育专业、学前教育专业等学生学习，也可以作为从事婴幼儿生活保健的托幼机构园长、保健人员以及教师的参考用书。

复旦社云平台
fudanyun.cn

复旦社云平台
数字化教学支持说明

为提高教学服务水平，促进课程立体化建设，复旦大学出版社学前教育分社建设了"复旦社云平台"，为师生提供丰富的课程配套资源，可通过"电脑端"和"手机端"查看、获取。

【电脑端】

电脑端资源包括 PPT 课件、电子教案、习题答案、课程大纲、音频、视频等内容。可登录"复旦社云平台"（www.fudanyun.cn）浏览、下载。

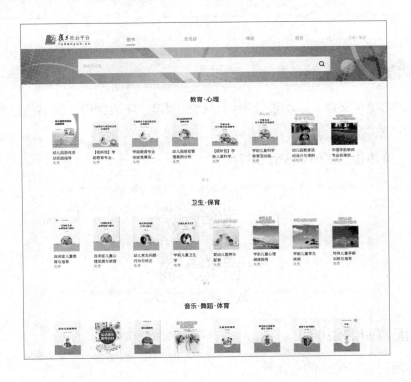

Step 1　登录网站"复旦社云平台"（www.fudanyun.cn），点击右上角"登录／注册"，使用手机号注册。

Step 2　在"搜索"栏输入相关书名，找到该书，点击进入。

Step 3　点击【配套资源】中的"下载"（首次使用需输入教师信息），即可下载。音频、视频内容可通过搜索该书【视听包】在线浏览。

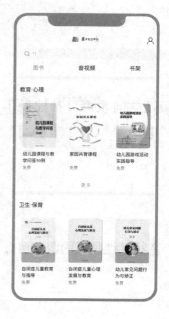【手机端】

PPT 课件、音视频、阅读材料：用微信扫描书中二维码即可浏览。

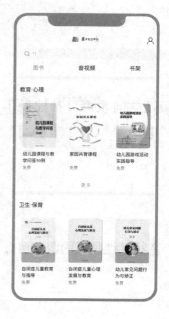

扫码浏览

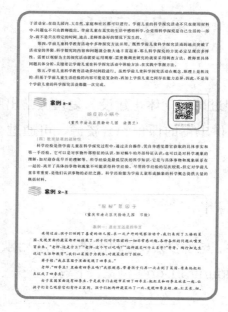

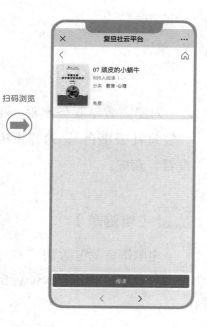

【更多相关资源】

更多资源，如专家文章、活动设计案例、绘本阅读、环境创设、图书信息等，可关注"幼师宝"微信公众号，搜索、查阅。

平台技术支持热线：029-68518879。

"幼师宝"微信公众号

【本书配套资源说明】

1. 刮开书后封底二维码的遮盖涂层。

2. 使用手机微信扫描二维码，根据提示注册登录后，完成本书配套在线资源激活。

3. 本书配套的资源可以在手机端使用，也可以在电脑端用刮码激活时绑定的手机号登录使用。

4. 如您的身份是教师，需要对学生使用本书的配套资料情况进行后台数据查看、监督学生学习情况，我们提供配套教师端服务，有需要的老师请登录复旦社云平台（官方网址：www.fudanyun.cn），进入"教师监控端申请入口"提交相关资料后申请开通。

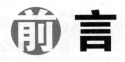

前言

在托幼机构中，婴幼儿的健康和安全一直是最受关注的问题之一。婴幼儿因其生理和认知发育特点，是伤害的高发群体，预防和应对婴幼儿伤害，是托幼机构必须高度重视的问题，也是托幼机构工作人员培训的重点。为了提高托幼机构工作人员的伤害预防和急救能力，复旦大学出版社委托复旦大学附属儿科医院的专家团队编写了这本《婴幼儿伤害预防与处理》。本书旨在为婴幼儿托育相关专业学生、托幼机构及其工作人员提供实用的婴幼儿伤害预防和急救的指南，帮助他们提高伤害预防和急救意识和能力，为婴幼儿的健康和安全保驾护航。

本书分为两个部分共十一个模块。上篇介绍了婴幼儿伤害的理论概念、伤害预防的基本原则和举措、伤害急救的基本原则和常见操作技术、伤害的相关心理问题和持续管理。下篇重点介绍了婴幼儿常见伤害的预防和急救，包括跌倒损伤、交通相关损伤、溺水、窒息和异物、中毒、睡眠安全与猝死等常见或重要的伤害类型，通过案例导入和系统介绍，让学习者能够更加深入地了解伤害的表现、预后、处理原则和预防措施。

复旦大学附属儿科医院作为国家儿童医学中心，秉承"一切为了孩子"的宗旨，努力践行儿童意外伤害"预防为先"的理念，多管齐下，开展儿童意外伤害监测、科普宣教和救治工作，成为中国疾病预防控制中心慢性非传染性疾病预防控制中心首个授牌的儿童伤害预防控制合作中心，成立国内首个"儿童伤害预防与急救志愿者团队"，连续六年开展"儿童无伤害日"公益行动，推广伤害预防与急救知识，并推出意外伤害预防系列科普童谣和视频。承担的儿童意外伤害预防工作先后获得上海科技进步奖、科普教育创新奖在内的诸多奖项，成为上海市首批健康科普文化基地。本书的编委都是儿童伤害预防、救治和综合管理方面的专家，不但具有丰富的实际医疗救护经验，还广泛深入地参与到儿童伤害预防的科普宣教和健康促进工作中。

注重实践能力的提升，是本书的重要特点。在介绍基本理论的基础上，本书以丰富的案例和实用的技巧满足学习者的实际培训需求，指导学习者在实际工作中更好地预防和处理各种婴幼儿伤害。每个重点内容以案例导入引发思考，明确任务要求，设置"实训"板块。本书注重课程思政建设，注重立德树人，结合每个模块的内容，设置"思政园地"，介绍党和政府相关文件精神、法律法规和医学人文要点，引导学习者牢固树立"以人民健康为中心"的理念。

感谢复旦大学出版社的信任,委托我院编写本书,并全程给予悉心指导。感谢复旦大学附属儿科医院专家团队的努力工作。我们欢迎读者提出宝贵的反馈和意见,以帮助本书不断改进和完善,不断提升托幼机构工作人员婴幼儿伤害预防和救治方面的水平。

复旦大学附属儿科医院

原党委书记 徐 虹 教授、主任医师

副院长 张晓波 主任医师

目 录

下篇 婴幼儿常见伤害的预防和急救

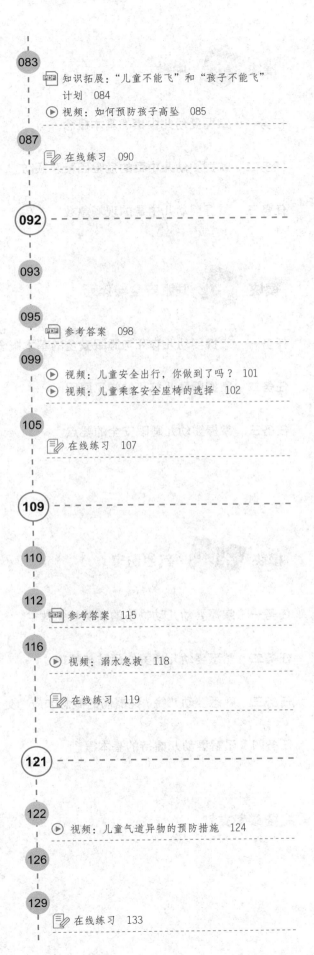

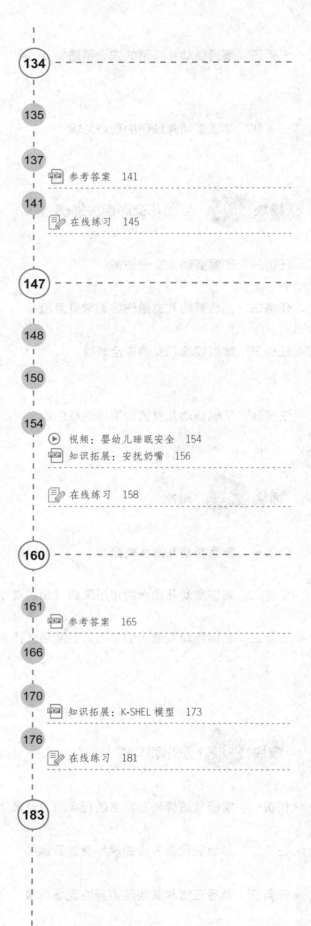

上 篇

婴幼儿伤害的基本理论和实践

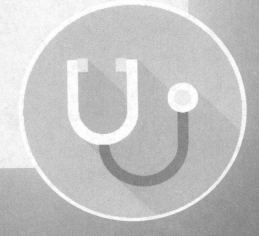

模块一
婴幼儿伤害概述

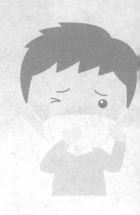

模块导读

儿童伤害是全球面临的重要公共卫生问题之一,在发达国家伤害导致的儿童死亡约占全部儿童死亡人数的40%,在发展中及低收入国家则占据95%以上,伤害也是我国0～3岁儿童死亡的第一位原因。随着《儿童权利公约》及"联合国千年发展目标"的颁布,各个国家将儿童伤害纳入健康防控的重点,中国作为世界上最大的发展中国家,儿童数量众多,儿童伤害防控更具战略意义。

本模块主要阐述婴幼儿伤害的基本概念和分类、婴幼儿发展的相关理论、婴幼儿伤害的流行病学特征和伤害监测的方法,以及婴幼儿伤害发生的影响因素。通过阐述,希望能够提高群体伤害预防意识,减少婴幼儿伤害的发生,为儿童健康保驾护航。模块要求学习者学习本模块后能掌握婴幼儿伤害的基本概念及流行病学特征,了解全国伤害监控方法,理解婴幼儿伤害预防的重要意义。

学习目标

1. 掌握婴幼儿伤害的概念及分类。
2. 掌握婴幼儿的发展进程与发展理论。
3. 了解婴幼儿伤害的现状,理解婴幼儿伤害预防的重要性。
4. 了解全国伤害监测系统内容及实施方案。
5. 树立对婴幼儿健康的高度责任感和严谨的工作态度,建立意外伤害预防意识。

内容结构

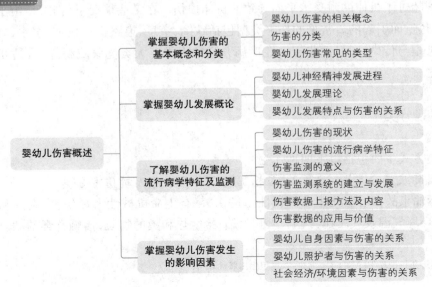

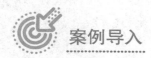

任务一 掌握婴幼儿伤害的基本概念和分类

案例导入

小糯米,18月龄。一天,小糯米在家中玩耍时发现阳台上有一水桶,水桶里有两条小鱼游来游去,于是站在水桶旁边观看小鱼嬉戏。突然她一不小心扎进了水桶里,水桶内约20厘米的水刚好淹没了小糯米的口鼻,5分钟后才被家长发现,当时小糯米已经意识丧失,全身冰凉。家长抓紧把小糯米送到医院,经过抢救,小糯米恢复了心跳,但情况仍然很危险。

思考:小糯米这样的危急情况是由什么原因造成的?照护者应该注意哪些问题才能避免此类事件的再次发生?

任务要求

1. 掌握婴幼儿伤害的概念。
2. 掌握婴幼儿伤害的分类。

一、婴幼儿伤害的相关概念

婴幼儿指自出生到满3周岁之间的儿童。此年龄阶段的儿童生长发育迅速,活动范围广,接触周围事物的机会多,智能不断发育,语言、思维和社会适应能力不断增强,自主性和独立性不断发展,但对危险的识别能力和自我保护能力不足,易发生意外伤害[1]。

伤害是机体急性暴露于物理介质,如机械能、热量、电流、化学能和电离辐射,并与之发生作用,作用的数量或速度超过了机体的耐受水平而导致的机体损伤。在某些情况下,伤害是由于突然缺乏基本介质,如氧气或热量而引起的。常见的伤害类型包括跌倒、窒息、道路交通伤害、溺水、烧烫伤、中毒、动物致伤等。伤害是与传染病、慢性非传染性疾病并列的人类三大类健康威胁之一,是儿童面临的最重要的健康问题之一。

二、伤害的分类

伤害的分类方式主要包括以下四种。

1. 参照"国际疾病分类"标准第10版根据疾病和死亡原因对伤害分类

伤害包括运输事故;跌倒;无生命机械性力量伤害;有生命机械性力量伤害;淹溺和沉没;窒息;电流、辐射和极度环境气温及气压伤害;烟、火和火焰;接触热和烫的物质;接触有毒的动、植物;自然力量

---

① 崔炎,仰曙芬.儿科护理学[M].6版.北京:人民卫生出版社,2017:4-6.

下的伤害；中毒；过劳、旅行和贫困；故意自害；加害；意图不确定的事件；依法处置和作战行动；医疗和手术的并发症；外因的后遗症导致的疾病和死亡；与分类于他处的疾病和死亡有关的补充因素等。

2. 按照受伤场所对伤害进行分类

伤害包括家庭和工作场所伤害、劳动场所伤害、公共场所伤害、旅游伤害和道路伤害等。

3. 按照人群对伤害进行分类

包括婴幼儿或青少年伤害、老人伤害、妇女伤害、残疾人士伤害和职业人群伤害等。

4. 按伤害主题对伤害进行分类

伤害包括自伤（故意或非故意）和他伤（蓄意或误伤）[1]。

目前国际上在伤害的定义和分类中只包括能量的转移所造成的各类躯体的损伤，至于由于能量、灾害、社会和个人行为等原因所造成的心理或精神的伤害也包括在伤害研究的范畴之中，即伤害的内容应该涵盖躯体伤害、精神伤害和经济损失三个部分。躯体伤害指外力造成的躯体疼痛、功能受损、组织或肢体伤残和生命丧失等；精神伤害指语言或行为对人格和尊严的侵犯以及隐私被泄露，造成对精神上的打击、摧残或歧视；经济损失是指为补偿伤害而付出的诊治费用及因此而减少的正常经济收入等。随着心理学和行为科学的进展和对伤害研究的深入，伤害流行病学的研究内容也将不断扩大和丰富。

三、婴幼儿伤害常见的类型

绝大多数 0～3 岁婴幼儿伤害属于"非故意伤害"。婴幼儿跌倒或从高处坠落，被热的食物或液体烫伤，不慎将小件物品吸入气道引起窒息，玩水时发生溺水，误食了药品或日用化学品造成中毒，因交通事故造成的损伤等伤害在生活中并不少见。这些伤害中绝大多数不是他人或婴幼儿自身故意的行为所导致的，专业上将这类伤害称为"非故意伤害"[2]。

伤害是我国 0～3 岁儿童死亡的第一位原因。根据 2018 年全国死因监测系统数据显示，造成 0～3 岁婴幼儿死亡的前三位伤害依次为溺水、道路交通伤害和跌倒/坠落；不同年龄段略有区别；男童伤害死亡率大于女童；西部地区婴幼儿伤害粗死亡率最高，东部地区最低；农村地区伤害粗死亡率高于城市地区。

除死亡外，伤害也是 0～3 岁婴幼儿就医的重要原因。2018 年全国伤害监测数据显示，我国 0～3 岁婴幼儿因伤害就诊的前三位原因依次为跌倒/坠落、钝器伤和动物伤。此外，烧烫伤、中毒、窒息、锐器伤、溺水均有发生。70% 以上的 0～3 岁婴幼儿伤害发生在家中，伤害发生时婴幼儿多在进行休闲活动，受伤部位多为头部和四肢；有些伤害会造成骨折、脑震荡、残疾等后果。除到医疗机构就诊的伤害外，未到医疗机构就诊的轻度伤害数量巨大。

发生在婴幼儿阶段的伤害对儿童的影响可能是伴随其一生的。因伤害造成残疾、瘢痕、毁容等不仅直接影响了婴幼儿的生长发育和生活，还可能对其成年后的身心健康，社交、就业等造成一定影响。因此，照护者应掌握婴幼儿伤害的常见类型，强化幼儿伤害预防的意识，从而减少因伤害造成的婴幼儿残疾甚至是死亡。

 【实训】 探索婴幼儿在托幼机构中可能出现的伤害

导致婴幼儿伤害的原因无处不在，如果照护者不能对婴幼儿伤害的发生进行预判，就有可能导致不可估量的后果。各托幼机构承担着婴幼儿"衣食住行玩"的重大任务，因此托幼机构工作人

---

① 王声湧. 伤害定义及分类[J]. 中华疾病控制杂志，2010，14(10)：987.

② World Health Organization：World report or child injury prevention[R/OL]. (2008-10-03)[2023-03-30]. https://www.who. int/publications/i/item/9789241563574.

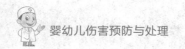

知识拓展

调研报告要求
及评价标准

员应当对容易出现婴幼儿伤害的地点、时间段有着敏锐的感知力。

(一) 实训要求

1. 自学托幼机构的建设标准。
2. 调研托幼机构的工作流程。
3. 调研在托幼机构中出现的伤害事件(伤害的类型/时间/地点/当事照护者/处理等)。
4. 分享此次调研的结果,并撰写调研报告,调研报告要求与评价标准可扫码参考。

(二) 操作方法

1. 以小组为单位进行分工,并将分工信息填入下表。

姓名	分工	工作内容

2. 小组内讨论托幼机构建设标准及要求的相关法律法规文件。
3. 实地走访幼儿园或早教机构的工作人员,了解该机构内曾经发生过的意外伤害事件并如实记录。

(三) 实训评价要点

1. 小组成员的参与度及讨论的积极性。
2. 撰写调研报告的严谨性。

任务二　掌握婴幼儿发展概论

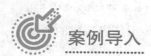

案例导入

　　小蛋饺,12月龄,刚刚学会走路。一天,他拿着玩具边走边玩耍,不小心玩具掉地上了,在拾玩具的时候,头着地摔倒了。妈妈听到哭声,赶紧走过来,发现小蛋饺的头上有一块血肿,妈妈立即带小蛋饺到医院检查。

　　思考:为什么小蛋饺这么容易摔倒? 这与儿童的发展进程有什么关系吗?

任务要求

1. 掌握婴幼儿发展进程。

2. 了解婴幼儿发展理论。

3. 掌握婴幼儿发展特点与伤害的关系。

一、婴幼儿神经精神发展进程

神经精神发育的基础是神经系统的生长发育,而神经精神活动是神经系统对内外刺激反应的表现,包括感知、反射、动作、语言及对周围人的感情反应等。神经精神活动的发展取决于神经系统,特别是大脑的成熟程度。出生时婴儿大脑重量为体重的 $20\%\sim25\%$,6 个月时为成人脑重的 50%,10 岁时达 90%。出生时,婴儿脊髓、中脑、桥脑等已发育较好,丘脑及下丘脑在出生后数月内发育较快,与体温调节、饥饿反应等有关。在婴儿期,由于皮质发育尚不完善,皮质下中枢的兴奋性较高,当外界刺激通过神经传入大脑时,兴奋与刺激容易扩散。不同年龄段儿童神经精神发育进程不同,0~3 岁婴幼儿神经精神发育进程详见表 1-1。

表 1-1　0~3 岁婴幼儿神经精神发育进程

年龄(月龄)	粗、细动作	语言	适应周围人物的能力与行为
新生儿	无规律、不协调动作;紧握拳	能哭叫	铃声使全身活动减少
2 月龄	直立及俯卧位时能抬头	发出和谐的喉音	能微笑,有面部表情;眼随物转动
3 月龄	仰卧位变为侧卧位;用手摸东西	咿呀发音	头可随看到的物品或听到的声音转动180°;注意自己的手
4 月龄	扶着髋部时能坐;可在俯卧位时用两手支持抬起胸部;手能握持玩具	能喃喃地发出单词音节	伸手取物;能辨别人声;望镜中人笑
6 月龄	能独坐一会;用手玩玩具	—	能认识熟人和陌生人;自己拉衣服;自握足玩
7 月龄	会翻身,自己独坐很久;将玩具从一手换入另一手	能发"爸爸""妈妈"等复音,但无意识	6~7 月龄能听懂自己的名字
8 月龄	会爬;会自己坐起来、躺下去;会扶着栏杆站起来;会拍手	重复大人所发简单音节	注意观察大人的行动;开始认识物体;两手会传递玩具
9 月龄	试着独站;会从抽屉中取出玩具	—	能懂几个较复杂的词句,如"再见"等;看见熟人会手伸出来要人抱;或与人合作游戏
10~11 月龄	能独站片刻;扶椅或推车能走几步;拇指、食指对指拿东西	开始用单词,一个单词表示很多意义	能模仿成人的动作,会招手、"再见";抱奶瓶自食,粗细动作、语言适应周围人物的能力与行为
12 月龄	独走;弯腰拾东西;会将圆圈套在木棍上	能叫出物品的名字,如灯、碗;能指出自己的手、眼	对人和事物有喜憎之分;穿衣能合作,用杯喝水
15 月龄	走得好;能蹲着玩;能叠一块方木	能说出几个词和自己的名字	能表示同意、不同意
18 月龄	能爬台阶;有目标地扔皮球	能认识和指出身体各部分	会表示大小便;懂命令;会自己进食
2 岁	能双脚跳;手的动作更准确;会用勺子吃饭	会说 2~3 个字构成的句子	能完成简单的动作,如拾起地上的物品;能表达喜、怒、怕、懂
3 岁	能跑;会骑三轮车;会洗手、洗脸;脱、穿简单衣服	能说短歌谣,数几个数	能认识画上的东西;认识男、女;自称"我";能表现自尊心、同情心、害羞

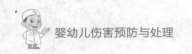

二、婴幼儿发展理论

几个世纪以来,生物学家、社会学家及心理学家都从不同角度研究了人的生长发育,由此产生了许多理论。这些理论对于帮助人们了解人在各个生长发育时期的心理及行为特点、预防伤害有重要的意义[①]。

1. 弗洛伊德的性心理发展理论

弗洛伊德用"性心理"来描绘感官愉悦的体验,认为人的性心理发展分为口腔期、肛门期、性器期、潜伏期、生殖期 5 个阶段,如果某一阶段的需要未得到满足,便会产生心理及情绪问题,并影响下一阶段的发展。与婴幼儿相关的是口腔期和肛门期。口腔期是指 0～1 岁,此期婴儿专注于与口有关的活动,通过吸吮、吞咽、咀嚼等来获得快乐与安全感。肛门期是指 1～3 岁,此期儿童关心与直肠及肛门有关的运动,愉快感主要来自排泄所带来的快感及自己对排泄的控制。

2. 埃里克森的心理-社会发展理论

埃里克森将弗洛伊德的理论扩展到社会方面,形成了心理-社会发展理论。埃里克森的理论强调文化及社会环境对人发展的影响,认为生命的历程就是不断达到心理-社会平衡的过程。他将人的一生分为 8 个心理-社会发展阶段,认为每个阶段均有一个特定的发展问题,这些问题即是儿童健康人格形成和发展过程中所必然遇到的挑战和危机。婴儿期主要的心理-社会发展问题是信任对不信任,人生第一年的发展任务是与照顾者建立起信任感,学习爱和被爱。良好的照料是发展婴儿信任感的基本条件。婴儿来到一个陌生的环境,必须依靠他人来满足自己的需要,如果母亲或母亲代理人的喂养、抚摸等使儿童的各种需要得到满足,儿童的感受是愉快的和良好的,其对父母的信任感就得以建立,这一信任感是儿童对外界和他人产生信任感的来源。幼儿期主要的心理-社会发展问题是自主对羞怯或怀疑。此阶段幼儿通过爬、走、跳等动作来探索外部世界,很快明确独立与依赖之间的区别,并开始觉察到自己的行为会影响周围环境与环境中的人,从而形成独立自主感,他们在许多领域开始独立探索,通过模仿他人的动作和行为进行学习。同时由于缺乏社会规范,儿童任性行为达到高峰,喜欢以"不"来满足自己独立自主的需要。

3. 皮亚杰的认知发展理论

皮亚杰认为儿童的智力起源于他们的动作或行为,智力的发展就是儿童与经常变化着的、要求其不断作为新的反应的外部环境相互作用的结果。皮亚杰把认知发展过程分为感知运动阶段、前运算阶段、具体运算阶段、形式运算阶段 4 个原则阶段,每个阶段都是对前一个阶段的完善,并为后一个阶段打下基础。感知运动阶段指 0～2 岁期,儿童通过与周围事物的感觉运动性接触,如吸吮、咬、抓握、触摸、敲打等行为来认识世界,其间经历 6 个亚阶段,主要特征是形成自主协调运动,能区分自我及周围的环境,构成了自我概念的雏形,开始出现心理表征,能将事物具体化,对空间有一定概念,并具有简单的思考能力,形成客体永久概念,即意识到物体是永远存在而不会神秘消失的。前运算阶段指 2～7 岁期,此期儿童能用语言符号、象征性游戏等手段来表达事物。思维特点是以自我为中心、单维、不可逆,即从自己的角度去考虑和看待事物,不能理解他人观点,只注意事物的一个方面,不理解事物的转化或逆向运动;能将事物依次连接起来,但缺乏正确的逻辑推理能力。

4. 科尔伯格的道德发展理论

科尔伯格基于对儿童和成人道德发展的研究,提出了前习俗水平、习俗水平、后习俗水平道德发展说。他认为,所谓道德发展,指个体在社会化过程中,随年龄的增长而逐渐学到的是非判断标准,以及按该标准去表现的道德行为。与婴幼儿相关的是前习俗水平。此水平儿童固守家长和其他权威人物

---

① 崔炎,仰曙芬. 儿科护理学[M]. 6 版. 北京:人民卫生出版社,2017:41-45.

的教导,对他们来说,道德是外来的概念。当面对道德的两难情境,进行好坏、对错的判断时,他们往往根据外界对其的限制,而不能兼顾行为后果是否符合社会习俗或道德规范。

三、婴幼儿发展特点与伤害的关系

儿童不仅仅是小大人儿,随着年龄的增长,他们的身体和认知能力、依赖程度、活动和风险行为都有很大的变化。随着孩子的成长,他们的好奇心和实验的愿望并不总是与他们理解或应对危险的能力相匹配。在大约3月龄的时候,孩子会开始扭动和滚动,在6月龄的时候他们会坐起来,在9月龄的时候他们会开始爬行,伸手去够东西,抓住东西,然后放进嘴里。18月龄的时候,他们就可以移动和探索世界了。因此,儿童的发展和行为与特定的伤害高度相关。例如,中毒与1~3岁儿童的抓握行为有关,而跌倒则与学习走路的阶段有关。婴幼儿发展特点与伤害的关系可以概括为以下四个方面。

首先,婴幼儿缺乏危险意识。由于年龄小,对周围环境缺乏正确的认识,自我保护能力差,因此,婴幼儿经常由茫然无知的行为引来意外伤害事故。如他们会突然从跷跷板上跳下;挥舞木棒玩耍时,丝毫考虑不到对别人有什么危害等。

其次,婴幼儿好奇、好动、好模仿。好奇,指对任何事物都想动手去摸,因此很容易发生意外事故。如有的孩子用手指去抠挖电源插座的小孔,就可能造成触电事故。喜欢模仿和尝试成人的行为,如玩打火机易造成火灾、烧伤。生性活泼好动,他们往往喜欢攀高、下跳、爬窗台、跨护栏,容易发生摔伤或坠落。

再次,婴幼儿骨骼和皮肤薄嫩。婴幼儿的颅骨骨质比成人薄,成人从床上摔下一般不会有严重后果,婴幼儿则容易发生颅骨骨折,颅脑损伤。60℃的开水,对成人来说最多造成Ⅰ度烫伤,而婴幼儿的烫伤则可能为Ⅱ度,表皮脱落,甚至深入皮下组织。

最后,婴幼儿运动功能不完善。婴幼儿的骨骼、肌肉、关节以及控制和协调运动的神经系统尚未发育完善,动作的协调性较差,反应不够灵敏,平衡能力低,加上又好动,所以容易发生跌伤、扭伤、骨折等。

 【实训】 在托幼机构中构建减少伤害的方案

儿童在其生长发育的每个阶段都有其特点,每个阶段导致发生伤害的原因也各有不同。因此作为托幼机构的工作人员,需要熟悉儿童生长发育的阶段性特点,并能结合相关的儿童发育理论,为减少在日常工作发生伤害做好指导工作。

(一) 实训要求

1. 自学预防婴幼儿意外伤害的指南或指导意见。
2. 调研托幼机构相关预防措施。
3. 分享此次调研结果并撰写报告。

(二) 操作方法

1. 检索文献或相关材料,获取目前可以减少婴幼儿伤害的方法。
2. 小组讨论:在已获取的减少婴幼儿伤害的方法中,有哪些可以应用于托幼机构。
3. 实地调研。访谈托幼机构工作人员于其工作中实际应用的减少婴幼儿伤害的方法内容。
4. 撰写托幼机构减少婴幼儿伤害的方案并进行分享。

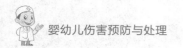
（三）实训评价要点

1. 小组成员的团队合作及参与积极性。
2. 组间互评婴幼儿伤害减少方案的可行性。

任务三 了解婴幼儿伤害的流行病学特征及监测

 案例导入

　　幼儿园保育老师小孙工作刚满2年，是一个活泼开朗、喜欢和小朋友嬉笑玩耍的贴心大姐姐，在工作之余她会主动学习关于儿童保健的相关知识，也经常浏览新闻、报纸、网站上关于孩子安全的相关信息。今天一则儿童伤害的消息让她陷入了沉思，原来意外伤害这么多，后果这么严重。她蓦然发现自己肩上责任有多重，也坚定了自己将永远做孩子健康安全的保护神的信念。

　　思考：如果作为保育老师，你会关注儿童伤害方面的信息吗？你认为有必要吗？为什么？

 任务要求

1. 了解伤害的现状和相关流行病学特点。
2. 理解婴幼儿意外伤害的严峻形势，重视伤害预防的重要性。
3. 了解伤害监测系统的建立与发展。
4. 了解全国疾病监测系统、死因监测系统及全国伤害监测系统主要内容。
5. 了解伤害监测系统数据的应用及价值。

一、婴幼儿伤害的现状

　　伤害是指由于能量（机械能、电能、化学能、电离辐射等）突然或短暂地作用于人体，超过躯体的耐受能力而导致的躯体损伤。"非故意伤害"指不是由于他人或婴幼儿自身的故意行为所导致的，"故意伤害"包括"自残/自杀"和"暴力攻击"，自残/自杀伤害指患者自己完成并知道会产生受伤或死亡结果的某种积极或者消极的行动直接或间接引起的受伤。绝大多数0～3岁婴幼儿伤害属于"非故意伤害"，如婴幼儿跌倒或从高处坠落、热液体烫伤、异物吸入窒息、溺水、中毒、交通意外伤害等。

　　伤害是与传染病、母婴传播和营养缺乏性疾病、慢性病并列的三大类健康问题之一，伤害和暴力是儿童的主要死亡原因，全世界每年约有95万儿童和18岁以下的青少年死于伤害和暴力，其中有95%以上的儿童伤害死亡发生在低收入和中等收入国家[①]。东亚和南亚意外伤害社区调查分析表明了儿童

---

　　① ［美］Margie Peden，Kayode Oyegbite，Joan Ozanne-Smith，等.世界预防儿童伤害报告［M］.段蕾蕾，译.北京：人民军医出版社，2012：1.

伤害的严重性,有30%的1～3岁儿童死亡是由伤害所导致,在4岁儿童中达到近40%。中国作为最大的发展中国家,儿童数量众多,伤害是我国1～17岁儿童的首位死因。根据《2018年中国儿童伤害报告》,中国0～17岁儿童伤害死亡率为22.93/10万,每年约有6.45万名儿童死于伤害,平均每天有176名儿童因为伤害而死亡,从1990年到2017年,中国儿童伤害的发生率增长了50.6%[1],2017年我国伤害总死亡率为47.32/10万,占全部人群死亡总数的7.19%,其中1～4岁儿童因伤害导致死亡占比为46.28%,高于该年龄组儿童的其他各类疾病致死原因[2]。根据2018年中国死因监测数据显示,伤害是我国1～4岁儿童第1位死亡原因,是0岁儿童第4位死亡原因[3]。除死亡外,伤害也是0～3岁婴幼儿就医的重要原因,婴幼儿阶段的伤害对儿童的影响可能伴随其一生,因伤害造成残疾、瘢痕、功能障碍等不仅会影响婴幼儿的生长发育,还可能对其成年后的身心健康、学习、社交、就业等造成诸多的影响,伤害形势严峻,伤害防控任重而道远。

二、婴幼儿伤害的流行病学特征

0～3岁婴幼儿处于身体功能逐渐发育的过程中,好奇心强且缺乏安全意识,行为多表现出好动、活动水平高、危险性行为较多等特点,是伤害预防的重点人群之一。全国伤害监测系统(National Injury Surveillance System, NISS)2018年的数据描述了伤害在婴幼儿性别、各年龄阶段、发生原因、发生地点、发生时间、发生时活动构成、伤害性质及部位、伤害程度和结局等方面流行病学特征。

1. 婴幼儿性别

诸多报道中伤害发生各年龄组男孩病例均多于女孩,男女比例约为1.5∶1[4],伤害发生的性别差异在1岁之内就有所体现,并且涉及大多数的伤害类型。根据世界卫生组织的数据,男孩死亡率比女孩高24%。来自发达国家的数据表明,从出生开始男孩的伤害发生率都高于女孩。目前也有研究指出伤害的发生在儿童的性别上不具有差异,或者在某一具体原因的伤害中女孩发生率更高,世界卫生组织《2008年全球疾病负担》中报道女孩烧伤的发生率明显高于男孩。

2. 年龄段特征

婴幼儿的认知能力、独立程度、活动和风险行为随着年龄的增长持续发生变化。3月龄的婴儿会开始扭动试图翻身,约6月龄时他们能坐起来,此时跌落开始发生。9月龄开始爬行,他们会去将物品抓来放进嘴里,此阶段中毒风险开始增加,一直持续到21～23月龄,然后再下降。热液体烫伤在12～18月龄持续高发。18月龄他们开始尝试探索这个世界,这时候他们的行为与特殊的伤害高度相关,也与可能接触范围中的物品有关,物品坠落砸伤风险较高。

婴儿伤害病例发生较少,烧烫伤在0～2岁儿童中占比较高,跌倒/坠落是3岁以下儿童首要的伤害原因,粗死亡率约为2.18/100万。随着年龄增加,动物伤、刀/锐器伤、道路交通伤占比有所增加。《2010—2015年中国青少年儿童伤害现状回顾报告》中提到,0～1岁婴儿伤害死亡比率为8%,1～4岁幼儿伤害死亡比例高达33%,为儿童伤害死亡最高占比年龄组。

3. 发生原因

2018年全国伤害监测系统数据表示,我国0～5岁婴幼儿意外伤害发生原因排名前六的分别是跌落/坠落(56.76%)、钝器伤(9.80%)、动物伤(7.81%)、刀/锐器伤(6.02%)、道路交通伤(5.59%)、烧

① Duan LL, Ye PP, Haagsma JA, et al. The burden of injury in China, 1990-2017: findings from the Global Burden of Disease Study 2017[J]. Lancet Public Health, 2019, 4(9): e449-461.

② 国家卫生健康委员会疾病预防控制局,教育部教育督导局,公安部交通管理局,等. 中国伤害状况报告2019[M]. 北京:人民卫生出版社,2019:3-6.

③ 国家卫生健康委统计信息中心,中国疾病预防控制中心慢性非传染性疾病预防控制中心. 中国死因监测数据集2018[M]. 北京:中国科学技术出版社,2019:10.

④ 梁晓峰. 中国儿童伤害报告[M]. 北京:人民卫生出版社,2017:15-20.

烫伤(5.26％)。《2010—2015 年中国青少年儿童伤害现状回顾报告》中报道:小于 1 岁婴儿伤害门急诊病历前三位原因为跌倒/坠落、伤烫伤和钝器伤;1～4 岁儿童伤害门急诊病历前三位原因为跌倒/坠落、钝器伤和道路交通。小于 1 岁婴儿伤害死亡的前三大原因为窒息、道路交通和溺水;1～4 岁儿童伤害死亡的前三大原因为溺水、道路交通和跌落。

4. 发生地点

0～3 岁婴幼儿发生意外伤害最常见的场所在家中(70.9％);构成比位列 2～4 位的伤害发生地点分别是公共居住场所(11.5％)、公路/街道(9.4％)、学校与公共场所(3.5％),4 类地点占全部发生病例的 95.3％。各年龄段男、女童的伤害发生地点前 4 位构成比顺位一致。随着年龄增加,婴幼儿发生在家中的伤害比例有所减少,由 0 岁组的 78.62％下降至 3 岁组的 63.91％;发生在公共居住场所、公路或街道、学校与公共场所的伤害构成比例有所增加。

5. 发生时间

7 月、8 月是儿童伤害的多发月份,占全年伤害病例的 19.67％。0～5 岁儿童伤害病例数在 12 个月份中分布较平均,在 5 月比例最高(10.04％),9 月比例最低(6.29％)。伤害在每周 7 天的分布比较平均,发生在周四的病例占比最低(13.55％),周六的占比最高(15.56％)。1 天中发生于 17:00—20:59 病例占全部病例 32.09％。2017 年关于中国 6 省 28 县/区伤害流行病学分析显示,伤害发生月份主要集中在 6～8 月和 10 月,学龄儿童主要在 6～8 月,未上幼儿园的婴幼儿主要在 8～10 月。伤害发生的高峰时间在 12:00—18:00,未上幼儿园的婴幼儿伤害上午和下午发生的比例相当。

6. 伤害发生时的活动构成

0～3 岁婴幼儿伤害病例中,在休闲活动过程中发生的伤害比例最高(63.82％),其次为生命活动(18.93％)、步行(5.20％)、驾乘交通工具(3.26％)。0 岁和 1 岁组在生命活动过程中发生伤害的构成比较高,分别为 28.42％和 22.31％。0～2 岁婴幼儿伤害发生时的活动最多为空闲时(90.47％),其次为运动(2.59％)。随着年龄增加,儿童在步行、驾乘交通工具过程中发生的伤害构成比有所增加,在生命活动过程中发生伤害构成比例有所下降。

7. 伤害性质及部位

0～3 岁婴幼儿伤害性质排名前 3 的为挫伤或擦伤、锐器伤或咬伤或开放伤、烧烫伤,占伤害总体的 82.42％。男、女童损伤性质前 3 位排序总体一致。随着年龄增加,锐器伤/咬伤/开放伤构成比有所增加,烧烫伤、挫伤/擦伤构成比有所下降。受伤部位构成比前 3 位的依次为头部、上肢和下肢,男、女童受伤部位前 3 位顺位与总体一致。随着年龄增加,头部受伤占比有所下降,0～1 岁婴儿有 56.12％的头部受伤,1～3 岁幼儿头部外伤占 48.97％～50.64％。

8. 伤害程度和结局

0～3 岁婴幼儿监测病例以轻度损伤为主(86.54％),中度、重度损伤构成比分别为 12.44％和 1.02％。以轻微的浅表伤(擦伤、轻微割伤等)和中等程度的伤害(骨折、缝合)为主,男、女童伤害的严重程度构成比排序基本相同。伤害病例在医院诊疗后,92.64％受伤儿童经过处理后离院,6.83％的儿童需要住院治疗,0.03％儿童死亡。

三、伤害监测的意义

伤害是 1～14 岁儿童的第一位死亡原因,死亡及伤残会严重影响孩子的生命健康,也给家庭及社会带来了沉重的负担。伤害是可以预防的,而非"意外"发生,如何全面、准确、及时地反映伤害的流行病学状况,评价各伤害的疾病负担和各项伤害干预措施的效果,为确定伤害预防优先领域提供依据,已经成为伤害预防的首要问题。而建立一个科学、持续、稳定的伤害监测系统,收集、汇总伤害相关信息是解决上述问题的有效途径,通过建立伤害监测系统,了解伤害的相关流行病学特征,可以为制定针对性的伤害干预策略和措施提供科学依据。

四、伤害监测系统的建立与发展

全球范围的伤害监测主要是以急诊室伤害病例为基础建立的伤害监测系统,世界卫生组织和美国疾病预防控制中心在 2001 年出版了《伤害监测指南》,该指南为我国伤害监测系统的建立提供了重要依据。中国疾病预防控制中心成立于 2002 年,探索以急诊室伤害病例为基础的伤害监测系统,在 2005 年建立了以医院门急诊为基础的全国伤害监测系统,纳入了哨点医疗机构的门急诊,包括了全国 31 个省、自治区、直辖市 43 个伤害监测点共 127 家医院的急诊室(包括伤害相关门诊)[①],这是我国第一个以伤害为内容的全国监测系统。儿童伤害数据另外一个重要的来源是全国疾病监测系统和死因监测系统,该系统于 1989 年形成,可较全面地搜集包括伤害在内的人群死亡相关信息,每年公开发布中国死因监测数据集,提供给我们致死性儿童伤害的基础数据,自 2004 开始每年汇编《全国疾病监测系统死因监测数据集》,自 2013 年起正式更名为《中国死因监测数据集》。

五、伤害数据上报方法及内容

遵循全国对伤害的统一定义,匹配卫生部规定的诊断编码(ICD-10),V01-Y89 范围(ICD-10 编码顺序)诊断为伤害病例。全国伤害监测哨点医院门急诊的医生发现诊断为伤害首诊的患者时,填写中国疾控中心统一制定的《全国伤害监测报告卡》,定期报送给监测点地区的疾控中心,并逐级上报至中国疾控中心,现在部分监测点已经实行了网络填报。《全国伤害监测报告卡》包含的内容主要有患者的一般信息(姓名、年龄、性别、文化程度、户籍、职业等)、伤害事件信息(发生时间、地点、意图、原因、发生时的活动构成、就诊时间)、伤害事件的临床信息(性质、部位、严重程度、诊断、结局等)。

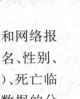

全国伤害监测报告卡

全国疾病监测系统死因监测系统通过概率抽样在全国确定 161 个监测点,采取辖区管理和网络报告,死亡登记对象是发生在各辖区内的所有死亡个案,报告的内容主要有患者的一般信息(姓名、性别、年龄、文化程度、户籍、职业等)、死亡事件信息(死亡时间、地点、死亡时可能存在的活动构成)、死亡临床信息(可能死因、死亡诊断、最高诊断机构),通过收集死亡信息和人口学信息,对上报死因数据的分析,可得出伤害总死亡率、死因顺位、不同伤害原因的死亡率及变化趋势[②]。

六、伤害数据的应用与价值

通过全国伤害监测系统以及全国死因监测系统的数据收集及分析,可以描述监测点地区伤害流行病学特征,如伤害发生率、伤害死亡率、伤害及死亡的内部构成、伤害和死亡的人口学特征、分布时间与地点、不同类型伤害分布金字塔。这可以为监测点制定伤害预防以及防控策略、医疗卫生机构的资源分配、干预后效果的评价提供数据和依据。对全国所有监测点的资料进行汇总分析,可以描述全国伤害发生的状况,为确定我国伤害发生的高危原因、伤害防治优先领域、制定伤害预防控制策略、评价政策性干预效果提供科学的依据。通过数据的上报和统计,以及数据集汇编后的反馈,可以培养伤害预防工作队伍、完善上报信息网络系统,普及全民伤害预防意识,提高相关部门开展伤害防控工作的能力。

① 汪媛,叶鹏鹏,段蕾蕾.2006—2014 年我国门急诊儿童非故意和故意伤害病例分析[J].中华疾病控制杂志,2016,20(7):670-674.

② 段蕾蕾,吴凡,杨功焕,等.全国伤害监测系统发展[J].中国健康教育,2012,28(4):338-341.

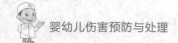

【实训】 设计制作《婴幼儿伤害事件填报卡》

全国疾病监测系统死因监测系统是设立在各医疗单位中进行填报,以获取当地儿童的具体死亡原因。各托幼机构为更好地管理儿童意外伤害的发生,也应设立相应的伤害事件填报卡以便从这些事件中得到反思避免同类伤害事件的发生。

请设想:如果您发现您所在的托幼机构中没有对于伤害事件的报告表单,无论是在患儿就医还是在后续分析此类事件时都需要对当时事件的还原。因此,现在请你为你所在的托幼机构设计一张婴幼儿伤害事件填报卡。

(一) 实训要求

1. 简明扼要体现儿童发生伤害的主要经过。
2. 可以提炼出此次伤害事件发生的原因及相关因素。
3. 填报卡设计合理,方便填写。

(二) 操作方法

1. 每组4～8人设计,分工合理。
2. 每组进行分享汇报。

(三) 实训评价要点

1. 填报项可以还原伤害事件的经过。
2. 填报项可以提炼伤害发生的原因及相关因素。

任务四 掌握婴幼儿伤害发生的影响因素

 案例导入

牛牛是个3岁的男孩,聪明伶俐、观察力强,对新鲜事物有很强的好奇心,经常跟着动画片里的节奏扭动小屁股。今天妈妈做饭的时候,他一个人在客厅看电视,突然看到了一个新奇的画面:一个超级大英雄,披着一件红色的披风,从窗户上"咻"的一声飞了下去,他想去哪里就飞去哪里。牛牛转动他滴溜溜的大眼睛,在家里看了又看,可是没有披风怎么办呢? 他忽然看到了阳台上撑开的雨伞,咚咚咚地跑过去拿起雨伞,可是从哪里飞呢? 这可难不倒牛牛,他搬来一张凳子爬到阳台上,大喊一声"我是超人,我要飞起来啦",拽着雨伞就跳了下去。听到牛牛大叫的妈妈慌忙跑出来,发现牛牛已经从窗户掉下去了。

思考: 是什么原因导致牛牛会做出这样的举动?

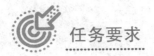

任务要求

1. 掌握影响婴幼儿意外伤害发生的相关原因。
2. 可结合自身情况,排查托幼机构相关安全隐患风险环节。
3. 可利用所学知识对婴幼儿家长进行安全宣教。

一、婴幼儿自身因素与伤害的关系

1. 年龄因素

不同年龄段孩童伤害发生率及伤害的类型各不相同,与不同年龄段身体发育特点息息相关,婴幼儿的认知能力、独立程度、活动和风险行为随着年龄的增长持续发生变化[1],《2010—2015年中国青少年儿童伤害现状回顾报告》中提到,婴儿自主活动量及地点较局限,婴儿伤害病例发生较少,小于1岁婴儿伤害死亡比例为8%。当婴幼儿逐渐能独立进行爬、站立、行走等行为后,活动环境范围不断增加,对照护的要求不断增加,意外伤害发生率增加,1~4岁伤害死亡比例高达33%,为儿童伤害死亡最高占比年龄组。步态不稳及对危险环境判断不清,跌倒/坠落是3岁以下儿童首要的伤害原因,随着年龄增加,动物伤、刀/锐器伤、道路交通伤占比有所增加。

2. 性别

多项研究显示男孩非故意伤害的发生率高于女孩,伤害发生的性别差异在1岁之内就有所体现,遵从自己的内心想法、喜欢刺激性的活动与游戏,使男孩暴露于伤害危险因素的机会高于女孩。案例导入中的牛牛小朋友,就与男孩自身行为特点有关,男孩活泼好动但不善于表达,与传统上对男孩的教育期待与看护模式有关,对男孩的教育一般比较粗放,成人常鼓励男孩勇于探索。目前也有研究指出伤害的发生在儿童的性别上不具有差异,或者在某一具体原因的伤害中女孩发生率更高,世界卫生组织《2008年全球疾病负担》中报道女孩在烧伤伤害发生上明显高于男孩[1],这可能与女孩对烹饪的兴趣比男孩更高,暴露在厨房、热汤的机会更大有关。

3. 生长发育特点

婴幼儿处于生命的最初阶段,他们刚刚来到这个世界,生理和心理上还很不成熟。脆弱的生理系统、未发育成熟的各种身体功能、对危险认识的空白状态、由好奇心驱动的各种危险行为都导致他们更容易发生伤害。儿童在不同阶段有独特的发育标志,呈里程碑式发育,包括活动、认知、语言、情绪与行为、社交沟通、感官等方面。婴幼儿在开始学会翻身、坐立、爬行、行走时,伤害发生的类型与特定行为有关,如中毒与摄取尝试有关、烫伤与自主饮水有关、跌倒与走路等行为有关。

婴幼儿的低身高增加了他们在公路环境中的危险,他们容易在驾驶员的盲区而未被发现,一旦被车辆撞上后果不堪设想。由于婴幼儿头部占身体比例较大,所以头颈部受伤的概率会更大,颈椎及气道等重要部位被压迫的风险更大。婴幼儿皮肤更薄,较低的温度就可能产生烧伤,并且烧伤的程度会更深,短小的气道增加了吸入性伤害的危险。因为婴幼儿的体质量较小,治疗剂量与中毒剂量较接近,所以婴幼儿更容易发生药物过量或中毒。

---

[1]　[美]Margie Peden, Kayode Oyegbite, Joan Ozanne-Smith,等.世界预防儿童伤害报告[M].段蕾蕾,译.北京:人民军医出版社,2012:3-5.

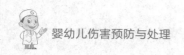

二、婴幼儿照护者与伤害的关系

1. 照护者生理、心理因素

照护者年龄及文化程度与伤害发生有关,特别是婴幼儿母亲[1],年龄过小心理不成熟者,容易被外界环境影响,如沉迷于手机等电子产品而分散照看婴幼儿的注意力。产后抑郁也是不可忽视的负性因素,激素水平的改变、角色不适应、身体疲倦、睡眠不足等均会导致母亲照护能力下降。父母文化水平低会影响他们对于意外伤害认知,也影响伤害发生时的应急处理。(外)祖父母照顾婴幼儿在国内普遍存在,年龄大、知识文化水平低,易导致他们照顾能力、接受伤害预防知识能力差,祖辈肢体协调不灵敏会在婴幼儿发生危险时不能及时制止。在多孩家庭里,不能让未成年人/年长儿童照护婴幼儿。婴幼儿照看的有效性受到照护者的主观因素影响,如照护者是否心情烦躁、心理健康状况如何、是否自愿照护及喜爱孩子、是否过于自信等。如果照护者患病、饮酒或使用某些药物(如安眠药、抗抑郁等精神类药物),也不适合继续照护婴幼儿。

2. 照护模式

2019年国务院办公厅下发《关于促进3岁以下婴幼儿照护服务发展的指导意见》,将"安全健康,科学规范"作为3岁以下婴幼儿照护服务发展的基本原则。明确提出"按照儿童优先的原则,最大限度地保护婴幼儿,确保婴幼儿的安全和健康"的工作要求。婴幼儿的安全水平依赖成年人的照护,照护婴幼儿时不能分心,不能因为看手机、聊天、看电视、做家务等影响关注婴幼儿的动向。如果家里有多名照护者,应该明确每位照护者的职责,避免职责混淆让婴幼儿处于无人照看的状态。另一个需要关注的群体为农村留守儿童,绝大部分留守儿童的看护人为祖父母/外祖父母,照护者年龄偏大、文化水平低、应急反应能力差,婴幼儿更容易暴露于致伤因素环境中。托幼机构应该根据婴幼儿的年龄配备数量足够的照护人员。建立家幼无缝隙交接,确保婴幼儿始终处于成年人的照护范围内,做到与孩子保持一臂内的距离,发生危险时能及时保护婴幼儿。

3. 意外伤害预防意识

在伤害预防中,照护者对伤害的认知和态度具有重要作用。婴幼儿时期大脑发育非常活跃,家长对于婴幼儿智力发育的期待值越来越高,大部分家长对婴幼儿安全教育的重视程度远远低于对早期智力开发的重视程度,致使照护者缺乏安全意识与意外防范知识[2]。有调研发现,家长对于溺水、药物中毒、睡眠窒息的危险因素正确应答率较低。有48.8%的1~6岁儿童监护人从未接受过有关预防儿童伤害的培训和指导;一半以上的照护者预防儿童居家伤害的知识很匮乏,存在一些危险的喂养看护行为,父母的正确应答率均高于(外)祖父母,监护人缺乏预防意外伤害的意识是造成婴幼儿意外伤害的主要原因。

4. 应急处理能力

婴幼儿发生伤害后可造成不同程度的损伤,家庭照护者或托幼机构工作人员需要具备基本的现场急救知识及技能,如果未及时、正确地紧急处理可能延误治疗时机或加重损伤严重程度,如高处跌落、烫伤、异物窒息等,对伤情的判断、包扎止血、伤口消毒处理、颈椎保护、海姆立克手法等均需要相对专业的知识与技能,错误的处理方法可能导致婴幼儿颈椎的二次损伤,粗暴的脱衣方法会增加婴幼儿烫伤皮肤的撕脱伤。

三、社会经济/环境因素与伤害的关系

1. 物理环境

婴幼儿发生意外伤害的第一场所是家里,家庭可能不具备供婴幼儿安全玩耍的空间和设施,如:缺

---

① 张欣宇. 儿童行为问题与伤害的流行病学研究[D]. 东南大学,2020:25.
② 丁继红,徐宁吟. 父母外出务工对留守儿童健康与教育的影响[J]. 人口研究,2018,42(1):76-89.

乏护栏的窗户和屋顶、楼梯没有扶手、不安全的烹饪环境及开放性火源、使用热水袋或暖宝宝；化学性液体、驱虫药、药物等的存储是否使用了儿童安全锁，并放置在婴幼儿接触不到的高度。多因素分析发现，家庭居住面积越大，孩童发生意外伤害次数越多，特别是农村地区有独立的院落，多层结构增加了跌落的概率及损伤程度。居住环境周围有湖泊、水塘、景观河道等水源并安置围栏；孩童活动的公共设施地面材质、是否有障碍物及危险品、室内活动室是否有烟雾探测器；是否实行人车分流，出行是否使用安全座椅等均与婴幼儿伤害的发生有关。

2. 社会经济因素

全球儿童伤害绝大多数发生在中低收入国家，贫穷与伤害发生有着密切的关系[①]。从全国范围看，伤害更多地发生在偏远及农村地区。在贫困家庭，迫于经济压力父母可能长时间从事劳动，未必能够妥善地照护子女，可能将婴幼儿交给其他成年人或者年长的孩子照顾。居住环境的不安全、基础设施的不完善、拥挤不堪的交通等都增加了伤害发生的风险。可采用一些干预措施构建社会安全文化，如：机动车婴儿安全座椅、限速、足够的交通照明、婴幼儿安全瓶盖、儿童卡扣等。父母、托幼机构保健人员、托幼机构老师的伤害预防知识及应急处理能力是预防婴幼儿意外伤害的核心因素。伤害发生后是否及时得到医疗救助是减少损伤、降低伤害并发症的关键因素，增加卫生服务点、形成系统的医疗网络、提高 120 救护车的应急能力、缩短就医时间等都是降低伤害并发症的有利因素。

 【实训】　制作提高照护者预防伤害意识的宣传展览材料

知识拓展

照护者能力测量常用方法

伤害是可预防的，但需要提高照护者对于伤害发生原因的识别及预防伤害的意识。假如你现在是幼儿园的园长，希望通过办宣传展览的方式提高保育老师对于伤害预防的相关知识认知，并提高她们在日常工作中预防伤害的意识。请设计提高照护者预防伤害意识的宣传展览材料。

(一) 实训要求

1. 请设计一张海报，海报内容以预防婴幼儿伤害和提高伤害预防意识为主。

2. 海报形式不限，以宣传教育为主要目的。

(二) 操作方法

1. 4～6 人为一个小组完成海报内容搜集和海报的设计（海报尺寸为 80 cm×200 cm）。

2. 以电子版形式，小组成员进行海报的解说及展示。

(三) 实训评价要点

1. 内容能够凸显婴幼儿意外伤害的预防并提高保育人员预防意外伤害的意识。

2. 海报结构设计合理，美观大方。

3. 小组成员的参与度和积极性。

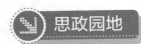 思政园地

《中国儿童发展纲要（2021—2030 年）》中明确指出：减少儿童伤害所致死亡和残疾，儿童伤害死亡率以 2020 年数据为基数下降 20％。建立健全国家和地方儿童遭受意外伤害监测体系，通过医疗机构、

---

① Bartlett S. The problem of children's injuries in low-income countries: a review[J]. Health Policy and Planning, 2002, 17: 1-13.

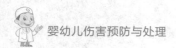

学校、幼儿园、托育机构、社区、司法机关等多渠道收集儿童伤害数据,促进数据规范化。

请思考:《中国儿童发展纲要(2021—2030年)》为什么要提出减少伤害所致的儿童死亡和残疾?这对于儿童及其家庭来说有什么重要的意义?

模块小结

伤害是全球儿童面临的重大健康威胁,也是我国0~3岁儿童的第一位死亡原因。通过本模块的学习,学习者了解了婴幼儿伤害发生的流行病学特征,包括性别、各年龄段、发生原因、性质、伤害程度等,学习了伤害监测系统的来源和发展,以及如何进行数据收集。婴幼儿伤害的发生是综合因素影响的结果,当婴幼儿自身因素、照护者因素、环境因素综合作用时导致了伤害的发生。家庭照护者要提高自身能力,评估家庭安全性,保障婴幼儿有一个安全的生活环境。伤害是可预防的,婴幼儿的安全水平依赖于成年人对他们的照护,年龄越小依赖程度越高,婴幼儿的照护水平的高低在伤害发生过程中往往起到关键的作用。托幼机构的保育人员应树立对婴幼儿健康的高度责任感,保持严谨的工作态度,建立意外伤害预防意识,为婴幼儿健康保驾护航。

思考与练习

在线练习

一、单项选择题

1. 婴幼儿指哪个年龄阶段的儿童?(　　)

　　A. 1岁以内　　　　　B. 2岁以内　　　　C. 3岁以内　　　　D. 4岁以内

2. 以下不属于我国婴幼儿常见伤害类型的是(　　)。

　　A. 溺水　　　　　　　B. 道路交通伤害　　C. 跌倒/坠落　　　D. 枪伤

3. 儿童(　　)月龄时能仰卧位变为侧卧位,并用手摸东西。

　　A. 1　　　　　　　　　B. 2　　　　　　　　C. 3　　　　　　　　D. 4

4. 以下不是由于他人或婴幼儿自身的故意行为所导致的伤害类型是(　　)。

　　A. 非故意伤害　　　　B. 故意伤害　　　　C. 虐待　　　　　　D. 暴力攻击

5. 0~3岁婴幼儿首要的伤害原因是(　　)。

　　A. 刀/锐器伤　　　　B. 跌倒/坠落　　　　C. 烧烫伤　　　　　D. 交通道路伤

6. 0~3岁婴幼儿发生意外伤害最常见的场所在(　　)。

　　A. 托幼机构　　　　　B. 公路/街道　　　　C. 家里　　　　　　D. 公共场所

7. 0~3岁婴幼儿发生意外伤害最常见的部位是(　　)。

　　A. 上肢　　　　　　　B. 下肢　　　　　　　C. 四肢　　　　　　D. 头部

二、多项选择题

1. 婴幼儿伤害发生的影响因素有(　　　　　)。

　　A. 婴幼儿自身因素　　　　　　　　　　　B. 照顾者因素

　　C. 物理环境因素　　　　　　　　　　　　D. 社会环境因素

2. 影响婴幼儿伤害发生最重要、最密切的因素不包括(　　　　　)。

　　A. 婴幼儿自身因素　　　　　　　　　　　B. 照顾者因素

　　C. 物理环境因素　　　　　　　　　　　　D. 社会环境因素

3. 婴幼儿照护者有哪些特质与伤害发生有关?(　　　　　)

　　A. 生理、心理因素　　　　　　　　　　　B. 照护模式

C. 意外伤害预防意识　　　　　　　　　D. 应急处理能力

4. 以下居住环境中哪些是伤害发生的高危因素？（　　　　）

    A. 居住面积过大　　　　　　　　　　B. 楼梯没有扶手

    C. 经常使用热水袋　　　　　　　　　D. 儿童坐在副驾驶位

5. 参照"国际疾病分类"标准第 10 版，根据疾病和死亡原因对伤害的分类包括（　　　　）。

    A. 跌倒　　　　　　B. 窒息　　　　　　C. 淹溺　　　　　　D. 中毒

6. 12 个月的儿童，能完成以下哪些动作或行为？（　　　　）

    A. 独走　　　　　　　　　　　　　　B. 弯腰拾东西

    C. 会将圆圈套在木棍上　　　　　　　D. 对人和事物有喜憎之分

7. 口腔期婴儿专注的活动包括（　　　　）。

    A. 吸吮　　　　　　B. 吞咽　　　　　　C. 咀嚼　　　　　　D. 排泄

三、判断题

1. 婴幼儿的颅骨骨质比成人薄，易发生颅骨骨折。　　　　　　　　　　　　（　　　）

2. 婴幼儿的运动功能已完善，动作的协调性较好。　　　　　　　　　　　　（　　　）

3. 绝大多数 0～3 岁婴幼儿伤害属于"非故意伤害"。　　　　　　　　　　　（　　　）

4. 2018 年中国死因监测数据显示，伤害是我国 1～4 岁儿童第一位死亡原因。（　　　）

5. 伤害发生各年龄组女孩病例均多于男孩。　　　　　　　　　　　　　　　（　　　）

6. 儿童伤害数据主要来源于全国伤害监测系统与全国疾病监测系统死因监测系统。（　　　）

7. 由于婴幼儿头部占身体比例较大，交通意外伤害中头颈部受伤的概率会更大。（　　　）

8. 婴幼儿的体质量较小，所以婴幼儿更容易发生药物过量或中毒。　　　　　（　　　）

9. 在照护者有突发情况需要外出时，可将婴幼儿暂时交与年长儿童代为照看。（　　　）

10. 祖父母有照顾婴幼儿的丰富经验，对于意外伤害预防知识高于父母。　　（　　　）

四、简答题

1. 婴幼儿伤害常见的类型有哪些？

2. 请简单回答婴幼儿伤害发生的流行病学特征表现在哪些方面？

3. 请简单回答婴幼儿伤害发生的相关影响因素有哪些？

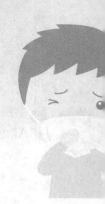

模块二
婴幼儿伤害预防

模块导读

伤害已经成为中国以及全世界公认的导致儿童死亡的首位原因。近年来,随着时代的变迁,儿童伤害的发生日渐频繁,伤害所导致的后果愈加严重,由伤害所导致的死亡率也越来越高,给每个家庭带来了不可估量的经济负担和心理负担。然而,很多伤害事件在事后分析和反思时可以发现,伤害是可以预防的。如果在伤害事件发生前做出预见性的防范措施,很多伤害事件就可以避免。

本模块主要阐述婴幼儿伤害预防的原则、相关控制理论和模型、伤害预防社会支持系统以及伤害评估的工具等内容,通过案例呈现等帮助学习者掌握婴幼儿伤害预防的基本原则、相关理论及模型,并学会使用伤害的评估工具。要求学习者在理论学习的基础上进行实操训练,完成本模块学习后能独立且熟练地预防婴幼儿伤害事件的发生。

学习目标

1. 掌握婴幼儿伤害预防的原则。
2. 熟悉婴幼儿伤害预防的相关控制理论和模型。
3. 能独立且熟练地应用伤害预防评估工具。
4. 树立对幼儿健康的高度责任感和严谨的工作态度,爱护幼儿。

内容结构

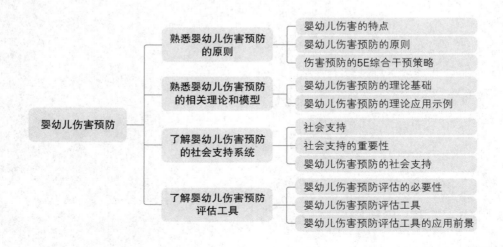

案例导入

小方,3岁,在午睡期间趁保育老师打瞌睡的时候他离开休息间(休息间未上锁),独自跑到幼儿园3楼杂物间玩耍(2楼3楼楼梯间无锁)。保育老师巡视时发现小方没有在床位上,立即发动全园人员进行寻找。由于监控设备年久失修,只能由保育老师地毯式搜寻。经过1个小时寻找后,终于在3楼杂物间找到已经睡着的小方。

思考: 保育老师在这件事情中承担的责任有哪些? 如何避免此类事件的再次发生?

任务要求

1. 熟悉婴幼儿伤害预防的原则。
2. 了解伤害预防的5E综合干预措施。

一、婴幼儿伤害的特点

伤害是指因周围环境的能量(急性)作用导致的躯体损伤,它超越躯体自身的承受力或恢复力。除身体受损伤外,还有由于各种刺激给儿童造成心理伤害。婴幼儿发生伤害的特点与成人有较大的不同,成人具有自我保护的能力和预见性,除故意伤害(自伤或他伤)外,在伤害发生时会有将伤害减小到最大的保护性反射。但是婴幼儿由于其各项发育尚未成熟,在伤害发生时完全没有自我保护意识和预见性防御,还具有如下特点:

1. 突发性

婴幼儿发生的伤害具有突发性的特点。婴幼儿没有自我保护意识,他们对周围环境好奇,对未知事物充满探索的欲望。他们在探索的过程中不能识别可能出现的伤害,伤害容易发生在一瞬间。

2. 场景的多样性

婴幼儿的伤害可以发生在任何场所,如家中、幼儿园、商场、托育机构、游乐园、小区、道路等;也可能发生在各种交通工具上,如汽车、轮船、地铁等;还有可能发生在不同时间段。婴幼儿的伤害随时随地都有可能发生。

3. 原因的复杂性

婴幼儿伤害发生的原因与婴幼儿生长发育阶段的特点有关,这个年龄段的儿童危险意识差、运动能力不完善、动作不协调等是导致伤害发生最主要的原因;其次是与照护者对儿童伤害预防的意识淡薄有关,不能早期识别可能导致婴幼儿伤害发生的外部因素;最后是外部环境中存在的危险因素没有

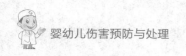

进行早期识别与干预。

二、婴幼儿伤害预防的原则

大多数的伤害都是可以预防的,并且对于婴幼儿来说伤害的预防胜于治疗。伤害的预防采取三级预防原则,符合卫生保健范畴的预防原则。三级预防原则中包含主动预防和被动预防原则,可以从不同的侧面对伤害进行预防。

1. 一级预防

一级预防是指在伤害发生之前采取措施,使伤害不发生或少发生。主动的一级预防是通过信息传递和行为干预,提高安全意识、伤害防治常识和自我保护能力;被动的一级预防是从工程和产品的设计阶段便开始考虑可能存在的伤害因素与安全问题,从设计之初即开始预防伤害。

2. 二级预防

二级预防是在伤害发生后进行自救互救、院前医护、院内抢救和治疗,其主要目的在于降低伤害的死亡率和致残率,从最大程度上减少伤害对婴幼儿造成的生理和心理损伤。

3. 三级预防

三级预防主要是在完成伤害救治后,使受伤儿童尽可能恢复正常功能,使肢体残疾的婴幼儿得到完善的照护,并尽可能恢复社会功能。

伤害的三级预防原则是在卫生保健大环境下,从社会制度、法律法规等层面对伤害进行指导性预防。在对国内外儿童伤害预防的科学证据基础上,中国疾病预防控制中心慢病中心和联合国儿童基金会共同提出了儿童伤害预防的 SOS 策略(图 2-1),即看住了(Supervised)、管好了(Organized)和用对了(Selected)。"看住了"即成人看护孩子时应做到近距离、不间断、不分心;"管好了"即管理危险环境,管控危险行为;"用对了"即主动选择并正确使用儿童安全相关产品。SOS 策略更贴近看护者的实际情况,给看护者以警醒。

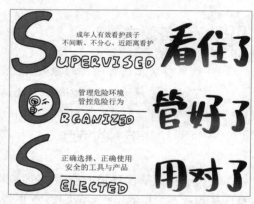

图 2-1　SOS 策略

三、伤害预防的 5E 综合干预策略

伤害的发生具有突发性、场景多样性和原因复杂性等特点,因此伤害的预防应该在伤害可能发生的任何时刻,采取全方位的综合的策略来预防伤害的发生。伤害的 5E 综合干预措施包括教育干预(educational intervention)、工程干预(engineering intervention)、强制干预(enforcement intervention)、经济干预(economic intervention)和及时的紧急救护(emergency care and first aid)[①]。

1. 教育干预

主要通过对儿童及儿童相关照护者采用多种方式进行宣传教育,提高他们对于预防伤害的知识,增强儿童及相关照护者的安全意识。如发放宣传手册、演讲、播放视频或者自媒体等形式。

2. 工程干预

通过对可能造成伤害的儿童器械进行设计,避免因器械在设计上的失误而导致伤害的发生。如婴幼儿汽车座椅、婴儿床档间距、电源插座盖、门锁及柜锁等。从产品设计的角度早期杜绝伤害的

---

① 王声湧.伤害的 5E 干预[J].中华预防医学杂志,2000,34(4):226.

发生。

3. 强制干预

针对儿童伤害的某一危险因素通过立法的形式进行干预。如美国的预防中毒法案,该法案要求儿童所用的每单位所盛容器药品量必须降至非致死量,且包装必须是儿童防护型;我国新修订的《中华人民共和国未成年人保护法》已在 2021 年 6 月 1 日正式实施,其中明确规定"采取配备儿童安全座椅、教育未成年人遵守交通规则等措施,防止未成年人受到交通事故的伤害"。

4. 经济干预

通过采用经济手段预防伤害的发生。为避免儿童伤害的发生,如国外保险公司会以低廉的价格安装自动报警器或喷水系统以防止家庭火灾的发生;为避免儿童因骑自行车发生道路交通伤害,某些机构会向儿童免费发放头盔、护膝等儿童防护用品等。

5. 及时的紧急救护

通过及时的、有效的救护方式降低儿童伤害的程度。如在幼儿园或中小学校园内,对教师或学生进行基础生命支持、气管异物的原因和预防、海姆立克法等急救措施,使发生伤害的儿童在救护车到达之前得到正确的救治,使伤害程度降到最低。

 【实训】 幼儿园儿童安全教育课程设计

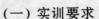

儿童由于各年龄段发育的不同,其对于伤害的认知和预判充满未知,且儿童爱模仿,活泼好动,极易发生意外伤害。因此,如何对学龄前儿童做好伤害预防的课程也是保育人员需要考虑的问题。请根据 5E 综合干预措施中的教育干预,为孩子们设计一堂安全教育的课程,让孩子们懂得如何自己保护自己以及当发生意外时如何进行呼救。

知识拓展

安全教育课程设计要求

(一)实训要求

1. 请选择一种常见的婴幼儿伤害类型,根据此类伤害进行课程设计,要求可参照二维码。
2. 课程形式不限,可以采用理论授课或案例模拟等方式。
3. 孩子们在此次课程结束后,可以懂得如何自救及呼救。

(二)操作方法

1. 4～6 人为一小组,选择此次课程设计的主题及授课方式。
2. 以小组为单位进行设计课程的展示。

(三)实训评价要点

1. 课程设计及展示的完整性。
2. PPT 或案例的实操性和可行性。
3. 小组成员的参与度和积极性。

案例导入

小元,3岁,在保育老师未注意的情况下在活动课时从幼儿园后门跑出去。因幼儿园的位置在住宅小区门口,小元跑出小区后一下子跑到车流不息的十字路口中。幸运的是他被一名交警看到,交警立即报警。最后派出所的警察将小元送回幼儿园,教育部门责令该幼儿园闭园整改,杜绝此类事件的再次发生。

思考:在此次事件中,幼儿园出现的管理漏洞有哪些?他们应该有哪些方面需要整改?

任务要求

1. 熟悉婴幼儿伤害预防的相关理论。
2. 掌握伤害预防相关理论预防伤害发生,能够使用某一理论进行伤害预防因素的分析。

一、婴幼儿伤害预防的理论基础

婴幼儿伤害预防的理论是指通过改变或设计来消除婴幼儿伤害发生的某些因素,以防止婴幼儿伤害发生所带来的不良影响。但是,婴幼儿伤害的预防并不意味着可以杜绝婴幼儿伤害的发生,其目的在于降低婴幼儿伤害的发生及减少伤害所带来的损失。目前,对于婴幼儿伤害预防的理论可以分为规避理论[①]和控制理论。

(一)婴幼儿伤害的规避理论

1. 风险规避理论

任何风险由风险源、风险因素及风险事件等多个要素组成。风险规避即通过改变或者设计来消除风险或导致风险发生的因素。风险规避的方法包括四种:第一种为完全规避,通过牺牲自己的机会或利益,通过放弃或拒绝接受某项活动来彻底回避风险源,以达到完全规避的效果;第二种为风险损失程度的控制,即通过减少损失发生的机会来降低损失发生的严重性来对抗风险;第三种为风险转移,即将可能存在的风险损失以某种方式转移到其他物体;第四种为风险的自留,即风险承受的主体可以主动或被动地承受自身可能发生的潜在风险,这种主动或被动地承受潜在风险的方式已经成为目前面对风险的方式之一,可以有计划地使风险消退或淡化对人们产生的伤害。

2. 安全管理理论

基于工业事故频发倾向的概念,结合事故因果连锁论等研究发现,人和环境是安全管理的核心,任何事故的发生都是由于逻辑失误造成。而随着科学技术的不断发展,人已经不再是事故发生的主体,

---

① 凌科峰.儿童意外伤害成因及规避的研究——以湖南省儿童医院157个意外伤害儿童为例[D].中南大学,2013:28.

因此应当高度重视婴幼儿所处的环境安全。这里所指的环境安全是包括一般生活层面和宏观层面的环境安全。环境安全论提出建立以人为核心的"三位一体"的环境安全体系结构,认为人类应该而且必须建立一种新的生存方式来防止受周围环境的影响,形成环境的不安全局面。基于上述理论,应当为婴幼儿创造良好的生存活动空间和环境,比如社区及街道的游乐场所、公园及游乐场等。

3. 社会规制理论

规制是指规制部门通过对某些特定产业或企业的产品定价、产业的进入与退出、投资决策、危险社会环境与安全等行为进行的监督与管理。社会性规制是政府为控制外部性和可能会影响人身安全健康的风险而采取的行动和设计的措施。因此,社会性规制可以确保国民生命安全,以防止灾害和保护环境为目的。我国通过对企业的污染排放控制、制药业等企业的限制保障公民健康,当然其中也包含了针对婴幼儿的企业,如2003年我国针对14岁以下儿童的身体特点发布了《国家玩具安全的技术规范》,从国家层面为儿童避免伤害提供了保障。

(二)婴幼儿伤害的控制理论

1. "阶段-因素"理论

20世纪60年代,威廉·哈顿(William Haddon)在对大量道路交通事故的分析中提出哈顿矩阵模型(Haddon matrix),之后该模型被广泛应用到预防各种类型的伤害。该模型又称为"阶段-因素"理论,其主要内容包括三个阶段和四个因素:阶段包括发生前、发生时和发生后三个阶段,四个因素包含宿主、媒介物、物理环境和社会环境。四个因素在三个阶段的特点不同,如在导致伤害发生的因素会在事件发生前就纳入分析,宿主损伤的程度因素会在伤害发生时体现。因此在使用该理论时,应全方位地考量各因素在不同的阶段的特点,才可以有针对性地预防伤害。[①]

2. 生态系统理论

该理论由美国著名心理学家尤里·布朗芬布伦纳(Urie Bronfenbrenner)提出,也被称为背景发展理论或人际生态理论。他认为自然环境是人类发展的主要影响源,环境是"一组嵌套结构,每一个嵌套在下一个中"。

发展的个体处在从直接环境到间接环境的几个环境系统的中间或嵌套于其中。每个系统与个体之间交互作用,综合影响个体发展。该理论将人生活的环境定义为系统,系统分为微观系统、中间系统、外层系统、宏观系统及时间系统。人作为一个个体处于层层系统中,受到系统间的交互作用(图2-2)。

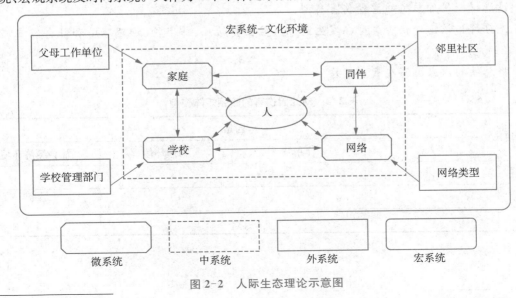

图2-2　人际生态理论示意图

---

① 晏晓颖,陈春文,廖淑梅.护理程序和Haddon模式在社区儿童意外伤害护理中的运用[J].护理研究:上旬版,2005,19(12):2.

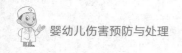

二、婴幼儿伤害预防的理论应用示例

这里以儿童跌落危险因素的哈顿矩阵模型（Haddon matrix）[1]为例进行阐述（表 2-1）。

表 2-1 儿童跌落危险因素的哈顿矩阵模型（Haddon matrix）

发生阶段	因素			
	人	作用物	物理环境	社会经济环境
发生前	年龄;性别;活动水平;既有能力缺失	不安全的产品或设施;缺乏保护措施的屋顶、阳台或楼梯、树木	无法获得安全的玩耍场所和机会;缺少如楼梯和护栏等的预防措施	贫穷;单亲家庭;家庭规模;母亲教育水平;儿童看护者、保健者和教育者对危险性的认知程度
发生时	儿童体格大小和生理发育状态	缺乏保护措施或用于减轻跌落严重程度的措施	跌落高度;儿童跌落时接触面类型;缺乏吸收冲击力的表面	缺乏对跌落潜在严重伤害如脑震荡和脑损伤的认识
发生后	儿童一般健康状况;残疾;伤后并发症	增加割伤和感染危险性的锋利物品和其他风险	缺少足够的院前护理、急救护理和康复治疗	缺少急救技能;无法获得卫生保健;缺少伤后结局控制的资源

根据哈顿矩阵模型理论，从婴幼儿自身、作用物、物理环境和社会经济环境四方面分析婴幼儿在跌落发生前、发生时和发生后可能存在的相关因素。如从婴幼儿自身的角度分析，在跌落发生前存在的危险因素包括婴幼儿的年龄、性别、活动水平等;在发生时与损伤程度相关的因素包括婴幼儿体格的大小和生理发育特点等;在跌落发生后减轻损伤程度的因素包括婴幼儿的一般健康状况、残疾状况等。

 【实训】根据哈顿矩阵模型识别幼儿园常见伤害的因素

意外伤害在幼儿园中不可避免，要想将意外伤害的发生降至最低就需要做"伤害"发生的有心人。请将本任务学习到的哈顿矩阵模型应用到日常工作中去。

（一）实训要求

1. 请选择一种你熟悉的意外伤害类型。

2. 充分评估该意外伤害类型在发生前、时、后在婴幼儿、作用物、物理环境和社会经济环境中可能存在的危险因素。

3. 将总结的内容填写在表 2-2 中。

表 2-2 幼儿园伤害的哈顿矩阵模型

发生阶段	因素			
	人	作用物	物理环境	社会经济环境
发生前				
发生时				
发生后				

---

[1] 王文超.上海地区儿童意外伤害的临床调查[D].复旦大学,2014:70-71.

026

（二）操作方法

1. 每个人需完成一类意外伤害的填写。
2. 同类的意外伤害的不同填写人之间可以进行比较。

（三）实训评价要点

表格填写完整，符合该类意外伤害的特点。

任务三　了解婴幼儿伤害预防的社会支持系统

案例导入

圆圆今年 5 岁，他的爸爸妈妈一直从事长途运输工作，每天开着大卡车运送新鲜蔬菜到城里。这天凌晨 2 点左右，圆圆的爸爸妈妈都在忙着往车上装蔬菜，圆圆睡醒后自己从车上跑下来。他看大人还在忙就自己跑到路边去小便了。这个时间段刚好是蔬菜批发市场最忙碌的时候，没有人关注到正在路边小便的圆圆。突然一阵撕心裂肺的哭声传来，大家才发现圆圆已经倒在血泊中，下肢严重变形流血不止。一旁的大卡车司机说，天黑，根本就看不到在路边的小娃娃才酿成这一惨剧。救护车将圆圆送至医院后，手术治疗费用对于圆圆的家庭来讲是一个非常大的困难。鉴于圆圆的家庭情况，医院为圆圆申请了救助基金，开通了救助热线。

思考：除了水滴筹，你知道还有哪些平台可以为在院治疗的贫困家庭提供救助？如果幼儿园有小朋友出现这样不幸的情况，你能提供哪些帮助？

任务要求

1. 了解社会支持的内在含义。
2. 知晓婴幼儿伤害预防社会支持的常用平台。

一、社会支持

社会支持（social support）由西方学者在 20 世纪 70 年代提出，他们认为社会中的每个人都要建立有效的、有助于他们的需要的与他人的密切联系[1]。从操作层面来讲，社会支持是个体的社会关系的定量表征，从功能层面来讲，社会中的个体可以从社会关系中获得精神与物质的支持。有学者提出，社会支持是指通过运用一定社会网络下的物质和精神手段，无偿地对社会弱者进行帮助的一种选择性社会

---

[1] 王思斌. 社会工作概论[M]. 北京:高等教育出版社,2006:35-42.

行为,整个活动是以个体(被支持者)为中心,通过个体及其周围与之相接触的人们(支持者),或者个体与这些人之间的交往活动(支持性活动)从而构成一个整体的系统。社会支持按支持的主体分为四类:由政府和正式组织(非政府组织)主导的正式支持;以社区为主导的准正式支持;由个人网络提供的社会支持;由社会工作专业人士和组织提供的专业技术支持。这四类支持互相支持,互相补充。社会支持分类的方式包括如下三种类型[①]:

1. 客观支持、主观体验到的支持和对支持的利用度

客观支持也被称为实际社会支持,包括物质上的直接援助和社会网络、团体关系的直接存在与参与主观体验到的支持,即个体所体验的情感上的支持,是个体在社会中可以感受到被尊重、被支持、被理解,因而产生的情感体验和满意程度。

2. 家庭支持、朋友支持、其他支持

这类支持方式强调个体对各种社会支持来源的理解和领悟。

3. 认知支持、情感支持、行为支持

认知支持是指提供各种意见、信息等;情感支持是指安慰、倾听、理解及交流等;行为支持是指实际的帮助行为。

二、社会支持的重要性

社会支持对于社会个体的身心具有重要作用。多数学者认为良好的社会支持有利于健康,因社会支持会对应激状态下的个体提供保护,即对应激起到一定的缓冲作用。另外,社会支持对社会个体维持良好的情绪体验具有重要意义。当个体在某种应激状态下,以家庭为单位出现在社会中时,家庭作为一个整体所感受的社会支持与个体所体验到的社会支持有本质上的区别。家庭的社会支持既有个体的体验,也有来自家庭内部的互相支持,是一种双重的支持体验。有学者认为社会支持从社会心理刺激以及个体心理健康之间关系的角度分析,指的是个体通过社会中的联系所能或得到一种影响,可以减轻心理应激反应、缓解精神紧张状态,并提高社会适应能力。因此,良好的社会支持是维持稳定社会状态的必要条件。

三、婴幼儿伤害预防的社会支持

社会支持系统的建立依托于健康的社会制度下,由政府或非政府组织建立伤害预防或伤害后的支持体系,由社会个体通过正规渠道获取物质或精神上的支持。目前已经有较多的儿童救助平台/项目/基金,如中华少年儿童慈善救助基金会的9958儿童紧急救助,阿里健康儿童重疾救助平台、救助儿童会中国项目以及儿童救助保护中心等。这些平台已经被广泛应用到儿童的救助工作中,为千百万的家庭在最需要的时刻送去温暖。

 【实训】 熟悉儿童救助平台

请尽可能多地找到目前已经应用到儿童救助工作中的救助平台/项目等,并将各平台的救助范围和内容以PPT的形式进行展示和分享。

(一) 实训要求

1. 自学目前国家对于儿童救助的政策。
2. 学习各慈善机构对于特殊儿童的救助方法。

---

① 左习习,江晓军.社会支持网络研究的文献综述[J].中国信息界,2010(6):3.

（二）操作方法

1. 4~6人为一小组搜索目前可以应用于儿童救助的平台或项目。

2. 以PPT的形式进行展示,展示内容包括平台/项目名称、救助对象、救助内容、救助方式、所需材料等(参见表2-3)。

表2-3　儿童救助平台展示内容

序号	平台/项目名称	救助对象	救助内容	救助方式	所需材料

（三）任务评价要点

1. 汇报展示的完整度。
2. 小组成员的参与度及积极性。

任务四　了解婴幼儿伤害预防评估工具

 案例导入

跳跳,3岁,她的妈妈特别关注意外伤害的预防问题,经常会浏览有关预防儿童意外伤害的网站学习预防意外伤害的知识。因此,跳跳家中关于预防伤害物品会有很多,比如桌角防撞垫、柜门锁等等。但是跳跳妈妈忽略了一个非常重要的地方就是窗栏。跳跳卧室有个飘窗,跳跳在某天清晨独自爬上飘窗,打开窗户一下子就掉了下去。楼下经过的邻居发现跳跳满脸是血地躺在地上,急忙拨打了120送往医院……

思考:在家中如何做好伤害的预防? 可以安装伤害预防装置有哪些?

任务要求

1. 熟悉婴幼儿伤害预防评估的工具内容。
2. 掌握伤害预防相关评估工具,能够熟练使用评估工具识别某些场景中的危险因素。

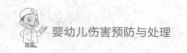

一、婴幼儿伤害预防评估的必要性

2007年卫生部发布的《中国伤害预防报告》中提出,我国各级部门在伤害预防工作中仍存在认识上的不足,不同伤害控制部门在资源上存在分散或交叉密切,监督环节不足。虽然近年来,我国伤害预防控制工作发展很快,但是缺乏资源的有效整合。有学者指出[①],我国的伤害工作还处于初级阶段,具有自发的、分散的、项目少、投入少等特点,伤害救治体系需要进一步完善。有调查显示[②],50%的婴幼儿父母不能在家庭坚持执行儿童伤害预防措施,近50%的家长声称缺乏相关预防知识;我国缺乏对幼儿教师和儿童监护人伤害的相关健康教育和伤害后急救知识,且仅有10.4%的教师和12.4%的儿童家长认为"伤害能够预防"。全球儿童安全组织创建者马丁·艾克博格指出,没有偶然的事故,只有可预防的伤害。近年来,越来越多的民间或公益组织在发布伤害调研报告后,便开始发展预防伤害的工具,而这些工具中最常见的是对于不同伤害类型或不同场景下的危险因素的评估工具。在前述的内容中已提到,绝大部分的伤害是可以预防的,而评估危险因素是预防伤害最基本的措施之一。因此,发展、完善和推广婴幼儿伤害预防评估工具势在必行。

二、婴幼儿伤害预防评估工具

(一)全球儿童安全组织发布的系列伤害预防工具

全球儿童安全组织近年来发布了一系列伤害预防评估工具[③],包括儿童伤害预防自查表、各年龄段儿童伤害预防贴士、家具安全检查清单及儿童乘客安全贴士等,可以从不同方面为儿童提供评估工具。

1. 儿童伤害预防自查表

该系列自查表中包括居家安全检查清单、儿童走失预防自查表、儿童出行安全自查表、儿童跌落预防自查表、儿童溺水预防自查表、儿童烧烫伤预防自查表、儿童运动伤害预防自查表、儿童窒息伤害预防自查表、儿童中毒伤害预防自查表和充气城堡游玩伤害自查表。这一系列的自查表非常贴近婴幼儿生活环境,便于婴幼儿照护者在日常生活评估。如:儿童居家安全清单,从浴室(包括水安全和化学用品安全)、卧室(睡眠安全)、楼梯和窗户(跌落预防)、厨房(一氧化碳和用火安全、烫伤预防、中毒预防)、起居室(防止家具的倾倒,药品、化妆品等化学用品,玩具安全,防止窒息)等方面进行评估;儿童烧烫伤的预防评估自查表内容包括家中的热水容器位置、洗澡、电暖气、电插排及逃生路线等方面;儿童中毒预防自查表的评估内容包括药品/化学品的储存、服药、药品/化学品的标签等方面。上述评估自查表简单易懂且便于操作(图2-3)。

2. 各年龄段儿童伤害预防贴士

该系列预防贴士是按不同年龄段儿童的发育特点给予有针对性的预防重点。按0～6月龄、7～12月龄、1～2岁、3～4岁、5～6岁、7～9岁和10～14岁分别给出了不同的预防重点。如对于0～6月龄儿童,根据其发育特点需要预防窒息和气道阻塞、跌落、烧烫伤、溺水和汽车伤害的要点;对于1～2岁的儿童来说,其发育特点运动能力增强、探索范围增大,因此需要预防跌落、烫伤、溺水和中毒等方面。

---

① 王声湧,李洋. 中国伤害研究与控制25年[J]. 中华疾病控制杂志,2013,17(10):829-832.

② 内容来源于:world report or child injury prevention. World Health Organization,2008,https://www.who.int/publications/i/item/9789241563574.

③ 该系列评估工具可在以下网站搜索浏览:https://www.safekidschina.org.

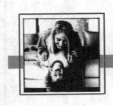

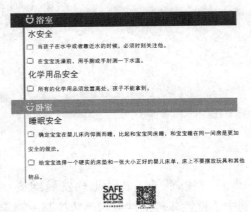

图 2-3　全球儿童安全组织发布的一系统评估清单(部分)

(二) 婴幼儿伤害风险评估指标体系

国内外学者已经开始尝试使用儿童伤害风险评估指标体系,有学者从安全时间和房屋安全清查两个角度发展了针对儿童意外中毒、烧伤和摔伤的儿童意外伤害风险评价问卷;还有学者针对儿童伤害的环境隐患发展了自评家庭安全活动问卷;国内学者形成了较为完善的意外伤害风险评价指标体系,从烧烫伤风险、跌倒坠落伤风险、溺水风险、中毒风险、交通伤害风险和生活环境伤害风险等方面进行评估,如生活环境伤害风险分别从市内建筑设置和装修符合安全要求、幼儿园游乐设施符合安全要求、孩子身边的人燃放烟花、家里有无养狗或猫等宠物等方面进行评估。[①]

三、婴幼儿伤害预防评估工具的应用前景

婴幼儿伤害预防评估工具种类多,发布的时间短,人群的知晓性有所欠缺,目前还未在社会中广泛应用。但是,这些工具的研发都是基于大数据的基础,针对易导致婴幼儿发生伤害的因素进行自查评估,简单易懂,保育人员和儿童照护者对照自查表能够快速地找出危险因素并且进行相关措施预防。因此,各级伤害控制部门应针对伤害发生前的评估进行大力推广,以保证"预防在前,治未病";消除可以导致伤害的绝大多数危险因素。希望未来能通过评估工具在全社会的广泛应用,降低婴幼儿伤害的发生率。

【实训】　学会使用一种伤害预防评估工具

(一) 实训要求

1. 扫描二维码,浏览《儿童居家安全检查清单》。
2. 认真阅读清单内条目并评估您家庭中的安全隐患。

---

① 曹雪龙.学龄前儿童意外伤害风险评价工具研究[D].南华大学,2017:47.

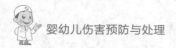
（二）操作方法

1. 以个人为单位，使用清单对家庭进行安全隐患核查。
2. 分享交流各自家庭中的隐患。

（三）实训评价要点

1. 安全隐患评价真实。
2. 从儿童的角度核查安全隐患。
3. 安全隐患核查点的完整性。

思政园地

为进一步促进儿童健康，降低儿童伤害的发生和严重程度，贯彻《中国儿童发展纲要（2011—2020年）》，在联合国基金会的支持下，中国疾病预防控制中心慢性非传染性疾病预防控制中制定了《儿童伤害预防与控制工作指南》，供开展儿童伤害预防控制的相关部门和人员使用。此外，为贯彻落实《国务院办公厅关于促进3岁以下婴幼儿照护服务发展的指导意见》（国办发〔2019〕15号）精神，依据《托育机构设置标准（试行）》和《托育机构管理规范（试行）》（国卫人口发〔2019〕58号）《托儿所、幼儿园建筑设计规范（2019版）》《儿童伤害预防与控制工作指南》等，编写《托育机构婴幼儿伤害预防指南（试行）》，为3岁以下婴幼儿的安全保驾护航。该指南主要针对窒息、跌倒伤、烧烫伤、溺水、中毒、异物伤害、道路交通伤害等3岁以下婴幼儿常见的伤害类型，为托幼机构管理者和工作人员在安全管理、改善环境、加强照护等方面提供技术指导和参考。

请思考： 中国疾病预防控制中心慢性非传染性疾病预防控制中心制定《儿童伤害预防与控制工作指南》的初衷是什么？

模块小结

绝大多数的伤害是可以预防的。保育人员务必至少要做到预防伤害的SOS策略，即看住了，管好了，用对了；这是对保育人员最基本的要求。本模块主要从婴幼儿伤害发生的特点、伤害预防原则、伤害预防干预的综合策略、伤害预防的规避理论和控制理论及对伤害预防评估的必要性和伤害的评估工具进行介绍，可以使保育人员全面细致地了解伤害预防，有针对性地根据婴幼儿发生伤害的特点，基于相关理论的指导下实施预防措施，而不是仅凭经验避免伤害的发生。另外，在预防伤害时希望能够应用评估工具来发现潜在的伤害隐患，虽然发布评估工具的组织不同，但其初衷都是基于儿童安全考量。通过本模块的阐述，希望托幼机构能够在理论的指导下，基于各评估工具的基础上，减少婴幼儿伤害的发生，保障他们的安全。

思考与练习

在线练习

一、单项选择题

1. 以下哪项不是婴幼儿伤害的特点？（　　）

A. 原因的复杂性　　　　B. 突发性　　　　　C. 场景的多样性　　　　D. 可预见性

2. 以下属于教育干预策略的是（　　）。

    A. 宣传海报　　　　　　　　　　　　　　B. 赠送护具

    C. 自驾车必须安装儿童安全座椅　　　　D. 中毒法案

3. 以下哪项属于婴幼儿发生跌落时的相关因素？（　　）

    A. 儿童一般健康状况　　　　　　　　　　B. 无法获得安全玩耍的场所

    C. 儿童的体格大小　　　　　　　　　　　D. 儿童的年龄

4. 以下属于风险规避理论方法的是（　　）。

    A. 风险自留　　　　B. 风险逃避　　　　C. 转移风险　　　　D. 隐藏风险

5. 社会支持是（　　）提出的。

    A. 20 世纪 50 年代　　B. 20 世纪 60 年代　　C. 20 世纪 70 年代　　D. 20 世纪 80 年代

6. 如果您的单位需要婴幼儿伤害评估工具，您可以在什么渠道获取最方便？（　　）

    A. 杂志　　　　　　　　　　　　　　　　B. 报纸

    C. 全球儿童安全组织　　　　　　　　　　D. 网站

7. 我国目前的伤害预防工作中，最突出的不足是（　　）。

    A. 认识不足　　　　　B. 没有资金　　　　C. 没有物资　　　　D. 没有人力

8. 社会支持是（　　）。

    A. 个体的社会关系的定量表征　　　　　B. 个体的社会关系的定性表征

    C. 个体社会关系的体现　　　　　　　　D. 可有可无

二、多项选择题

1. 儿童伤害预防的 SOS 策略是指（　　）。

    A. 看住了　　　　　　B. 关好了　　　　　C. 用对了　　　　　D. 管好了

2. 以下属于婴幼儿伤害预防理论的是（　　）。

    A. 风险规避理论　　　B. 哈顿矩阵　　　　C. 安全管理理论　　D. 生态系统理论

3. 以下属于社会支持的是（　　）。

    A. 客观支持　　　　　B. 家庭支持　　　　C. 认知支持　　　　D. 情感支持

4. 婴幼儿伤害特点有哪些？（　　）

    A. 突发性　　　　　　B. 场景多样性　　　C. 原因的复杂性　　D. 家长疏忽

5. 风险规避的方法包括（　　）。

    A. 完全规避　　　　　　　　　　　　　　B. 风险损失程度的控制

    C. 风险转移　　　　　　　　　　　　　　D. 风险自留

6. 社会支持系统是建立在健康的社会制度下的（　　）系统。

    A. 家庭的支持　　　　　　　　　　　　　B. 政府组织的支持

    C. 非政府组织的支持　　　　　　　　　　D. 社区的支持

7. 我国伤害预防工作具有哪些特点？（　　）

    A. 自发性　　　　　　B. 分散性　　　　　C. 投入少　　　　　D. 项目少

8. 在全球儿童安全组织网站上可以找到哪些自查表？（　　）

    A. 儿童跌落预防自查表　　　　　　　　　B. 儿童窒息伤害预防自查表

    C. 儿童中毒伤害预防自查表　　　　　　　D. 儿童烧烫伤预防自查表

三、判断题

1. 中国疾病预防控制中心慢病中心和联合国儿童基金会共同提出了儿童伤害预防的 SOS 策略，即为

看好了(Supervised),管住了(Organized)和用对了(Selected)。 （　　）

2. 婴幼儿伤害是可以预防的。 （　　）

3. 一级预防是指积极的院前急救。 （　　）

4. 三级预防是指积极的宣教。 （　　）

5. 哈顿矩阵模型是一种非常有效的伤害控制理论。 （　　）

6. 生态系统理论指出,社会环境是人类发展的主要影响源。 （　　）

7. 儿童的年龄在哈顿矩阵模型中属于伤害发生时需要考虑的因素。 （　　）

8. 社会支持系统是政府建立的支持体系。 （　　）

9. 良好的社会支持是维持稳定社会状态的必要条件。 （　　）

10. 评估伤害风险是预防伤害最基本的措施。 （　　）

四、简答题

1. 伤害的 5E 综合干预策略是什么?

2. 请用哈顿矩阵模型分析儿童跌落发生前的因素都有哪些?

3. 请列举你知道的婴幼儿伤害预防评估工具。

模块三
婴幼儿伤害的现场急救和应急预案

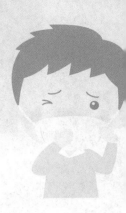

模块导读

近年来托幼机构突发事件发生频繁,如食品安全事件、校车事故、恶性暴力事件等严重威胁婴幼儿生命及健康安全,直接关系机构管理者、保育人员、婴幼儿、后勤人员等全体人员的身心安全,社会关注度高、影响力大。对发生伤害的婴幼儿进行及时的现场急救和制定详细的应急预案是危机管理中的重要体现。基础的院外急救技能是每个保育人员必需的工作技能,完善的突发或群发婴幼儿伤害事件的应急预案是托幼机构必备的支撑文件。

本模块从伤害的急救原则、现场急救的必备技术和操作、转运要点、单病例/群发伤害应急预案的设立和自然灾害应急预防的设立及演练等内容的阐述,通过案例呈现等帮助学习者掌握婴幼儿伤害的急救原则和必备技术,根据各单位特点制定相应的应急预案并定期演练。要求学习者在理论学习的基础上进行实操训练,完成本模块学习后能独立且熟练地预防婴幼儿伤害事件的发生。

学习目标

1. 掌握婴幼儿伤害急救的原则和必备急救技术。
2. 掌握婴幼儿伤害的转运要点。
3. 能够根据各托幼机构特点制定单病例/群发伤害事件的应急预案,并进行演练。
4. 树立对幼儿健康的高度责任感和严谨的工作态度。

内容结构

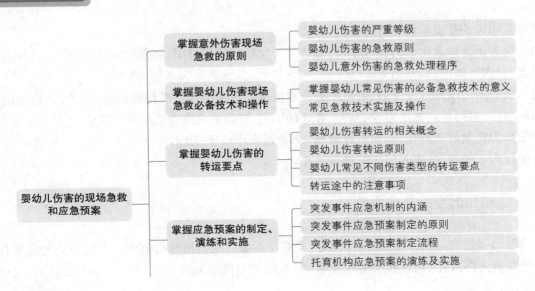

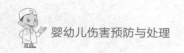
掌握托幼机构单病例
伤害、群发伤害的应
急预案制定及演练
- 单病例伤害应急预案制定原则与演练
- 单病例伤害应急预案演练案例
- 群发伤害的应急预案的制定及演练

掌握自然灾害应急
预案的设立及演练
- 常见自然灾害的概念
- 常见自然灾害的应急预防

任务一　掌握意外伤害现场急救的原则

案例导入

果果,女,3岁,在托育园里和小伙伴一起玩玩具。过了一会儿,保育老师发现果果咳嗽严重,面色潮红进而青紫,呼吸困难。在玩具中,保育老师发现了几个金属小珠。保育老师立刻意识到果果发生了气道内异物吸入,使用海姆立克手法进行现场急救,并大声呼叫保健医生帮助。

思考:保育老师在现场急救时需要具备哪些技能?

任务要求

1. 掌握婴幼儿意外伤害的严重等级。
2. 掌握婴幼儿意外伤害的急救原则。
3. 熟悉婴幼儿意外伤害的处理程序。

一、婴幼儿伤害的严重等级

婴幼儿伤害的严重等级可分为三级。

第一级为迅速危及生命的意外伤害,如气道异物造成气道梗阻,跌落引起的头部严重创伤,锐器损伤大出血,有害气体中毒,淹溺等。

第二级为不会顷刻危及生命,但也十分严重的意外伤害。比如烫伤面积较大,摔落导致骨折,食物中毒引起呕吐,腹泻等。如迟迟未处理或者处理不当,可能造成生命危险甚至残疾。

第三级为轻微的意外伤害,如手臂擦伤,手指划伤小口子,烫出一个小水泡等,这些都可以在托幼机构由保健医生处理,必要时到医院进行治疗。

二、婴幼儿伤害的急救原则

面对婴幼儿伤害,急救人员应保持镇定,并快速对婴幼儿伤情作出判断。在紧急处理意外伤害时,如果受伤儿童为多人,应先急救伤情严重者,但也要关心没有哭闹(或已丧失知觉)的儿童。急救人员需按照意外伤害的伤情严重程度,进行急救处理,伤情严重者如昏迷,意识丧失,呼吸、心脏骤停,应立即采取就地抢救措施。婴幼儿意外伤害的急救具体实施原则如下:

首先,是伤情严重者。严重等级为一级的婴幼儿,如气道异物引起窒息、心脏骤停、大动脉出血等,可随时危及生命。此类婴幼儿需提供现场急救,现场急救应遵循"抢救生命、防止残疾、减少痛苦"的原则。应确保施救者及被施救者已脱离危险环境,在保证安全的情况下实施急救措施。抢救生命先要判断婴幼儿的呼吸、心跳是否正常,快速目测患儿有无胸廓起伏,呼吸节律是否规则,颈部大动脉搏动是否可触及,对呼吸、心跳停止的伤者马上实施心肺复苏术,给予人工呼吸。如心跳呼吸停止4分钟以上,生命就会岌岌可危,不及时进行心肺复苏支持,将造成不可逆的后果。如明确婴幼儿为气道内异物吸入,应立即对呼吸道异物的婴幼儿实施海姆立克手法进行异物排出。对出血者应进行止血处理,同时需寻求帮助(打急救电话—送医院—通知家长)。对于溺水的婴幼儿,推荐早期复苏步骤是A—B—C,即气道—呼吸—循环。一旦溺水儿童从水中被救出,复苏立即开始。

其次,是伤情较严重者,但未立即危及生命的。如摔落后导致骨折,需先在现场进行处理,骨折者患肢制动,搬动时注意保护患肢。如出血处理,先压迫止血,简单包扎后,送医院就诊,并同时通知家长。对怀疑脊椎如颈椎、腰椎骨折时,切忌随意搬动,防止脊神经损伤,造成瘫痪。注意如颈椎损伤,搬动时必须对颈部进行保护,有条件者立即戴上颈托,避免因搬动不当引起二次损伤。在处理过程中,需注意尽量减少婴幼儿的痛苦,以改善病情。在等待救援的过程中,应密切观察受伤婴幼儿的生命体征。意外伤害往往是严重的,如各类烫伤、骨折等,可引起剧烈疼痛,也可能发生休克,在处理时应尽量减轻痛苦,搬动时动作轻柔,固定妥当,积极预防并发症。

最后,是伤情不严重者,如划伤、擦伤等,可在托幼机构内处理(通知保健医生—处理伤情—通知家长)。

综上所述,婴幼儿意外伤害的急救原则为快速评估伤情,应注意受伤婴幼儿的心跳呼吸是否正常,在现场急救过程中尽量减轻婴幼儿的痛苦,以改善病情,并积极预防并发症的发生。

三、婴幼儿意外伤害的急救处理程序

常见的急救处理程序包括:立即通知相关人员(托幼机构负责人、保健医生);保证现场安全的情况下,进行现场急救或进行必要的处理(保健医生、现场人员);伤情严重者打120急救电话,由救护车送医院。伤情一般者由工作人员陪同前往医院,同时通知家长。急救人员事后记录急救事件档案,讨论整个事件救治过程,反思和总结。

婴幼儿意外伤害一旦发生,如果施救人员有良好的急救技能,对挽救生命、降低婴幼儿死亡率和伤残程度起着重要的作用。因此,在托幼机构的工作人员应加强急救知识的培训,掌握基本的急救技能。急救原则包括先救命的原则,在急救过程中始终注意减轻受伤婴幼儿的痛苦,防止二次损伤,并同时积极预防并发症的发生。在挽救生命的同时,我们也应该注意到受伤婴幼儿的心理状态。意外伤害不仅导致婴幼儿肉体上的伤残,而且容易出现短暂的心理上的问题,甚至出现长期的心理障碍。因此,在整个急救过程中,勿忘始终关注受伤儿童的情绪和心理变化,多沟通,多交流,多安慰,以期降低各种心理问题的伤害。

 【实训】　情景模拟剧:幼儿园儿童发生窒息后的处理

为预防幼儿在托幼机构发生意外,请根据本节内容自行编纂剧本对发生窒息的儿童进行急救处理,为日后更好地应对此类事件打下坚实基础。

（一）实训要求

1. 根据主题自行编写剧本，须将整个事件表述清楚。
2. 以情景剧的形式将事件表演出来，时长在 10 分钟之内。

（二）操作方法

1. 10 人为一小组，角色设置及任务分工请在表 3-1 中填写。

表 3-1　角色任务表

姓名	学号	角色	工作内容
		导演	
		编剧（组）	
		道具	
		后期制作	
		演员1——保育老师	
		演员2——保健医生	
		演员3——园长	
		演员4——幼儿	
……	……	……	……

2. 表演结束后，小组间进行互评，讨论剧本中出现的问题。

（三）实训评价要点

1. 情景剧的表演完成度。
2. 团队合作能力。

任务二　掌握婴幼儿伤害现场急救必备技术和操作

案例导入

辰辰，2 岁 8 个月，在家玩耍时，随手拿起在茶几上的坚果塞进嘴里，还到处上窜下跳。突然辰辰手中动作停顿，瞪着惊恐的眼睛，小脸通红转发绀。妈妈看到辰辰，马上安抚孩子后背，但是辰辰症状没有改善，双眼上翻。妈妈立即拨打 120 急救电话，同时将辰辰平放在地，给予孩子胸前区叩击，随后辰辰被救护车送往医院救治。最终辰辰救治成功了，但是因缺血缺氧造成的脑部损伤不可逆。

思考：辰辰妈妈的急救措施正确吗？如果是你遇到了这种情况，你会怎么处理呢？

任务要求

1. 了解婴幼儿常见伤害的必备急救技术概述。
2. 掌握必备急救技术的实施及操作步骤。

一、掌握婴幼儿常见伤害的必备急救技术的意义

婴幼儿伤害是与传染病、慢性非传染性疾病并列的三大类健康问题。其中伤害已成为严重威胁我国儿童健康的公共卫生问题。伤害分为非故意伤害和故意伤害,种类复杂,主要包括道路交通伤害、溺水、中毒、跌倒、烧烫伤、暴力伤害等。据中国死因检测数据网统计,我国学龄前期儿童 1～4 岁人群因伤害导致死亡人数占比为 46.28%,高于该年龄群儿童的其他致死原因。针对该人群好发的伤害,照护人员在现场应采取合适的急救技术,第一时间给予准确处理,对于伤者本身和家庭,乃至社会都有着极大的意义。

据全国伤害检测数据网统计,在托幼机构相对封闭的空间内,存在的主要伤害包括:机械窒息、跌落/摔倒、烫伤、钝器伤。为了减少此类伤害对该人群的伤害,照护人员应该了解并掌握常见急救技术。

二、常见急救技术实施及操作

1. 四肢骨折处理

(1)开放性伤口,且出血比较多,应立即用干净的纱布包扎止血。

(2)不要随意搬动,让孩子平躺;不要拉拽、按摩伤口以避免造成二次伤害。

(3)就地取材,用坚实的长形固定物对肢体进行固定,长度超出受伤部位上下两个关节。固定物固定在受伤肢体外侧,不要覆盖伤口。捆扎固定物时,为了减轻对伤肢的压迫伤害,打结在固定物上。比如将受伤的上肢放置胸前,用纱布或丝巾做成悬挂式吊带保护受伤肢体(图 3-1)。下肢骨折采取平躺平放原则(图 3-2 和图 3-3)。

视频

儿童骨折的
院前急救
方法

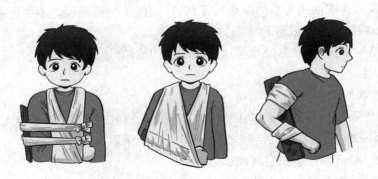

图 3-1 上肢骨折简易固定方法(包括肱骨-前臂-肘关节)

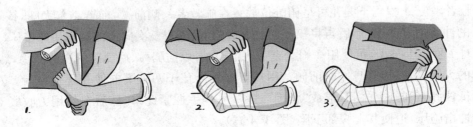

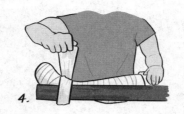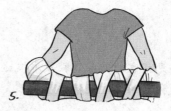

图 3-2　小腿骨折固定法

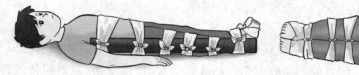

图 3-3　下肢骨折简易固定方法(包括胫腓骨、股骨骨折)

（4）不要强行将变形或严重弯曲的肢体拉直，不可以将突出伤口外的断骨回纳入伤口，防止造成继发感染。

（5）没有开放性伤口并且肿胀明显部位，可以用冰袋冷敷可缓解骨折处疼痛和肿胀。

（6）送医救治途中动作要轻柔，减少震动和触痛伤肢。防止伤口过度暴露引起孩子体温过低，为争取尽早实施可能的手术治疗，途中孩子应禁食禁水，做好肠道准备。

2. 烫伤急救处理

（1）第一步："冲"，目的是"降温"，减少伤后余热的伤害。将烫伤的部位放置在流动冷水下，用缓慢的水流冲伤处。水流尽量从烫伤部位中心向四周扩散，预防感染。如条件允许，在送医救治前冷水持续冲洗患侧，可减轻局部疼痛感。注意：水温不要过低、水流不要过急。

（2）第二步："脱"，经过冲洗，皮肤温度下降，再准备脱去衣物。衣物厚重或容易引起二次伤害的，可用剪刀剪开衣物。如果衣物与皮肤有粘连，切记不可强行撕脱以防受伤皮肤大面积剥离。如局部有水泡形成，不要弄破水泡，减少感染机会。

（3）第三步："泡"，目的也是为了"降温"，如果无法"冲、脱"，也可以用冷水浸泡患侧，直到疼痛减轻。必须用冷水清洁，防止细菌蔓延，减少感染机会。水温不可过冰，保持孩子体温正常，不发生低体温情况。

（4）第四步："盖"，送医前用清洁的纱布覆盖伤口，给孩子加被保温。不要使用有黏性的敷料或涂抹任何药物，以免影响伤口愈合或引起感染。

（5）第五步："送"，事件发生后，要尽早送至医疗机构诊治，途中注意保暖。烫伤后，可给孩子饮用淡盐水，预防休克发生。

3. 异物窒息急救处理

（1）迅速评估：查看孩子口鼻有无遮盖物或口鼻腔有无呕吐残留物；孩子有无抓住脖子（提示有梗阻）。如果出现呼吸困难、面色发绀甚至呼之不应，应该马上采取措施。

（2）解开孩子衣物，放置孩子在空气流通处平躺。

（3）观察孩子反应，查看呼吸是否费力；面色有无改变；大动脉搏动是否消失；呼叫其他人员帮忙联系120。

（4）施救者坐位：1岁以下婴儿可呈俯卧位放置在施救者一侧前臂，前臂靠着大腿，孩子头处低位，用向前向下的冲力拍背5次，然后再将孩子摆放成面朝上，进行5次向下的胸部快速按压（图3-4左）。

（5）针对1岁以上孩子，可使用海姆立克手法：施救者以前腿弓、后腿蹬的姿势站稳，然后使孩子坐在自己弓起的大腿上，并让其身体略前倾。用双臂分别从孩子两腋下前伸并环抱患者。左手握拳，将大拇指侧面抵住肚脐和剑突之间，形成"合围"之势，另一手握紧此拳，然后突然用力收紧双臂，用快速向内向上的冲击施压，迫使其上腹部下陷（图3-4右）。

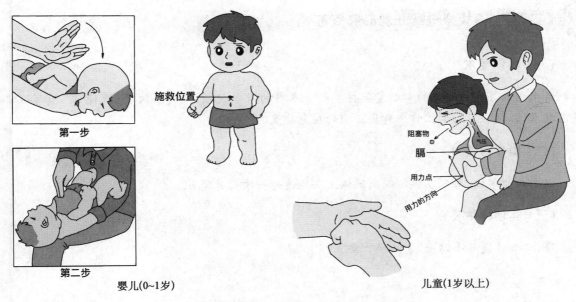

图 3-4 海姆立克急救法(婴儿及儿童)

(6) 重复上述手法,直至窒息解除或 120 专业人员到场施救。转运至医疗机构接受治疗观察。

4. 心肺复苏急救技术

(1) 判断现场环境是否安全。

(2) 将孩子放置在安全通风场所,寻求周围看护人员帮忙呼叫 120。

(3) 评估:检查孩子有无反应、有无呼吸或仅有喘息。判断意识:1 岁以下婴儿给予拍打足底观察有无反应;1 岁以上幼儿轻拍肩膀呼喊。如无反应,判定孩子为意识丧失。

(4) 摆放体位:取仰卧位,如为其他体位,需将放置成仰卧位。

(5) 判断呼吸:一听(是否有呼吸音),二看(胸廓是否起伏),三感觉(是否有呼吸气流)。

(6) 判断脉搏:1 岁以下检查肱动脉(食指、中指按压在孩子上臂内侧);1 岁以上检查颈动脉(食指、中指从颈部居中的气管旁开,在气管和颈侧肌肉之间的凹陷处)。

(7) 胸外按压:如果孩子无反应,无脉搏或脉搏微弱,需进行心肺复苏。

(8) 定位和按压:按压部位为双乳连线中点;1 岁以下婴儿可以采用双手指(食指和中指)或双手环抱法(双拇指)置于双乳连线正中点(按压深度 4 厘米)。1 岁以上幼儿可以采用单掌或双手交叠掌根部按压法,肘关节伸直,以上半身重量垂直下压,按压深度 5～6 厘米;按压频次 100～120 次/分;每次按压后让胸廓完全回弹并尽可能减少按压中断时间。

(9) 开放气道:观察孩子口腔有无异物。①仰头抬颏法:一手放于孩子前额使头部向后仰,另一手放在下颌骨处,使下颌向上抬起(怀疑颈部创伤,不适用此方法)。②双手托颌法:双手置于孩子头部两侧,取固定头部平卧状态,紧握下颌角,用力向上托下颌(此方法适合疑有颈部创伤的孩子)。

(10) 人工呼吸:用口对口、口对口鼻的方法,始终保持气道通畅,每次施以人工呼吸时间为 1 秒,连吹 2 次,确保孩子有胸廓起伏(避免过度通气)。

因为婴幼儿认知有限,无法对伤害做到主动预防,这也是导致伤害造成婴幼儿死亡高发的原因。作为托幼机构工作人员应熟练掌握常见急救技术,对于伤害早期"六分钟"的黄金救治时间,开展早期抢救处理,对于孩子整个救护过程甚至后期的恢复都是极具意义的。希望通过本任务的学习,能够促进急救技术的推广,助力婴幼儿健康发展。

视频

心肺复苏
急救技术

📄 **【实训】　请模拟进行一次心肺复苏**

（一）实训要求

请根据本任务中介绍的心肺复苏技术结合本书的教学视频,进行一次"实战操作",学会心肺复苏技术,以便在日后的工作中作出正确的应急处置。

（二）操作方法

以个人为单位,每人在模拟人或玩偶上实践进行一次心肺复苏。

（三）实训评估要点

符合"心肺复苏小贴士"中的操作要点。

任务三　掌握婴幼儿伤害的转运要点

案例导入

当当,2岁半,在托育机构午餐时,顽皮的当当从椅子上爬上桌子后不慎摔至地板上,头部着地,当当立马哇一声哭了。老师慌忙跑过来后马上抱起当当安抚他,并摸了摸他的头,未发现明显肿块,心中暗自庆幸地板是铺了爬行地垫的,未对当当造成明显伤害。午睡时,当当突然出现喷射性呕吐,随后双眼上翻,四肢强直抖动……

思考:老师的处理有问题吗? 如果是你的话,你会怎样处理呢? 理由是什么?

任务要求

1. 熟悉婴幼儿伤害转运的相关概念。
2. 掌握婴幼儿伤害转运原则。
3. 掌握婴幼儿不同伤害类型的转运要点。
4. 熟悉转运途中的注意事项。

一、婴幼儿伤害转运的相关概念

一般认为,转运是指对在现场进行了初步急救的伤病员在救护人员的继续救治和监护下运送到医院的过程。搬运是指用人工或简单的工具将伤病员从发病现场移动到能够治疗的场所,或经过现场救治的伤员移动到运输工具上。近20年来,装备齐全、性能优良的救护车以及救护直升机等已成为医疗运输的重要工具。但是如何将伤员从发病现场安全有效地搬运到担架、转运床、救护车或飞机等上的过程均需要现场救护者掌握正确的急救和搬运知识与技能[1]。

二、婴幼儿伤害转运的原则

在转运之前，应先对受到意外伤害的孩子快速地进行伤势评估，实施初步急救。意外伤害现场急救应遵循的原则：抢救生命（Preserve life）、防止残疾（Protect the casualty from further harm）、减少痛苦（Provide pain relief）。然后再根据伤情选择合适的搬运工具和方法，及时、迅速、安全地将孩子转运至安全地带或医院进一步诊治。

转运时应遵循的原则包括以下六点：

（1）除非绝对必要（如受伤的孩子正处于危险中或者需要转移到安全的地方等待救护车），不要轻易搬动。

（2）转运时不要造成二次受伤。

（3）对于脊柱受伤的孩子，除非绝对必要（比如火险或遭遇火灾威胁、危险物品或爆炸品等威胁生命时），不要搬动。

（4）除非接受过专业培训且有相应设备，不要进入危险区域（如充满气体或异味的密闭空间）。

（5）意外伤害造成的损伤会给孩子的身心带来极大的痛苦，因而在搬动、处理时动作要轻柔，语气要温和，必要时给予镇痛、镇静药物（由具备资质的专业医务人员执行）。

（6）转移伤者时，要注意确保自己免于伤害：清楚自己的能力，积极寻求帮助；适当用力；评估形势，确保环境是安全的。以下危险需要小心：①可能发生火险、爆炸或有浓密的烟雾；②有电击伤的可能；③有害物质出现泄漏；④自然灾害可能随时发生；⑤交通事故现场；⑥环境过冷或过热；⑦其他未知的危险因素[2][3]；⑧在进行急救、转运时，不要触摸可能被血液、黏液或其他排泄物污染的物体。

三、婴幼儿常见不同伤害类型的转运要点

（一）跌倒、损伤

1. 脊柱损伤

急救的第一条规则是不要造成伤害（do no harm）。如果头部、颈部或脊柱受到严重创伤，本能反应往往是将伤者移动到更舒适的位置或将其转移到更安全的区域，但"移动"可能会对其造成更大程度的伤害。

如果怀疑有脊柱损伤，不要移动孩子。因移动会增加损伤，甚至导致永久性瘫痪和其他严重的危及生命的并发症——即使最初是轻微的。脊柱损伤的迹象包括：①头部受伤的，尤指头部或颈部受到撞击的；②表现出意识状态的变化，如无意识或意识模糊；③颈部或背部疼痛；④四肢无力、麻木或瘫痪；⑤尿失禁或大便失禁；⑥头部或颈部以奇怪的姿势扭曲。如果不能确定是否有脊柱损伤，则应该按脊柱损伤处理。

脊柱损伤的转运要点包括以下七点：

（1）对怀疑脊柱损伤的孩子进行急救时，需要立即拨打120寻求医疗救助。

① 邹晓平，杜国平，秦红. 现场急救[M]. 3版. 苏州：苏州大学出版社，2018：83.
② 武汉市红十字会. 应急救护培训教程[M]. 武汉：华中科技大学出版社，2019：70-71.
③ 美国骨科医学协会（AAOS），美国急诊意识学会（ACEP）. 标准急救护理速查手册 普及版[M]. 7版. 郭志刚，丛洪良，法天锷，译. 天津：天津科技翻译初版有限公司，2018：110.

（2）现场选择搬运工具，准备脊柱板，没有脊柱板时，可用木板或门板代替。

（3）使用颈托固定颈部，若不能获得颈托，可用毛巾、毯子或多余的衣服，将其卷成长条围成U型，固定在脖子的两侧，以提供支撑并防止移动。

（4）三人站在孩子同一侧，一人负责抱头肩，一人负责抱臀部，一人负责抱下肢，搬运时三人同时用力。

（5）使用平托法使孩子平稳移到脊柱板上，禁止搂抱或一人抱头一人抱脚的搬运方法。

（6）如果需要翻身，保证轴向翻身，防止脊柱发生弯曲或扭转。

（7）搬运的过程中密切观察婴幼儿意识、心跳、呼吸等生命体征有无异常变化[①]。

2. 四肢骨折

四肢骨折的转运要点包括以下四点：

（1）限制受伤肢体活动，上肢屈肘固定，下肢伸直固定，维持正常功能位置。

（2）开放性骨折固定前局部清洗干净，覆盖消毒纱布保护创面，避免感染；暴露在外的骨头不可回纳至组织。

（3）只有接受过专门培训考核的救护人员或在长时间内得不到医疗帮助的情况下，才能用夹板固定任何骨折。

（4）搬运时要平稳轻柔，防止损伤加重。密切关注孩子的病情变化。要注意方法，避免造成二次损伤，要避免骨折断端对体内的损伤。

（二）溺水

发现婴幼儿溺水时，应保持冷静，将孩子安置平卧位，立即拨打120急救电话。如婴幼儿呼吸、心跳已停止，应立即实施心肺复苏术，转运至医院路途中注意保暖。

（三）触电

一旦发现孩子触电，应立即采取各种正确的措施切断和脱离电源，救护人员自身也须采取相应的绝缘措施。脱离电源后，应立即检查儿童是否有意识，若无意识，须立即实施心肺复苏术，同时请在场其他人员拨打急救电话，尽快送至医院。

四、转运途中的注意事项

意外伤害患儿的护送者可能是医务人员和/或参与现场急救的人员，也可能是亲属，在转运途中应注意以下问题。

（一）密切观察病情

需要转运至医院的孩子情况大多比较严重，而现场的搬运过程会不同程度地影响病情，有时甚至会诱发某些症状（如呕吐、抽搐等）再次出现。所以，护送人员应严密观察孩子的病情，尤其是意识、呼吸、脉搏、血压、瞳孔、面色以及其主要伤害情况的变化。

（二）及时处理危及生命的情况

有些孩子经过现场初步的急救处理后，起初情况相对稳定，但在转运途中可能会出现病情变化。因此，当出现危及生命的情况时，应立即进行抢救处理。如发现呼吸、心脏骤停则应就地实施心肺复苏术。

---

① 刘钊.2019国家临床执业及助理医师资格考试实践技能操作指南［M］.北京:北京航空航天大学出版社,2018:367-368.

（三）具体伤情出现变化亦须进行处理

在转运意外伤害的孩子途中，若孩子的伤情出现明显恶化，亦须进行紧急干预。例如，若因肢体包扎过紧造成肢体缺血而使手指、足趾发凉发绀，则应立即调整包扎的松紧度；在远距离、长时间转运途中，止血带须定时放松；孩子如果出现频繁、剧烈的呕吐、抽搐时，医务人员应立即采取积极的干预措施[1]。

安全转运是建立在初步稳定的基础上，针对不同的意外伤害首先需要采取相应的急救措施。遭遇意外伤害的孩子未进行现场急救处理或转运尚未做好妥善准备时，切勿匆忙地搬动孩子，以免延误抢救时机或造成二次伤害。转运的过程中要严密监测孩子的病情变化，若发生呼吸、心脏骤停应进行就地抢救[2]。

【实训】 制订幼儿园伤害儿童的转运计划

今天在幼儿园内发生了一起小朋友坠楼梯事件，小朋友头部着地，左腿疼痛，精神状态也较差。你作为今天的当班老师应当如何去处理这样的事件？目前正处于医疗挤兑的紧要关头，120救护车还需要1个小时或者更久才能到达幼儿园。为了孩子能够得到及时的救治，请你们以小组形式制订转运计划，自行前往最近的医疗机构进行救治。可扫描二维码获取"急救物资包"。

急救物资包

（一）实训要求

1. 组建转运团队，团队成员在6～8人左右。

2. 拟定转运计划，包括转运前/中/后的详细计划。

3. 以小组为单位进行展示，分享并提出在本次计划中的疑问和不足。

（二）操作方法

1. 请将6～8人的团队角色及分工填入表3-2内。

表3-2 角色分工表

序号	姓名	角色	分工

2. 以表格的形式将转运前/中/后的准备和计划进行展示（表3-3）。

表3-3 转运计划表

转运时段	物资准备	人员准备	具体实施
转运前			
转运中			
转运后			
出现的问题			

---

[1] 邹晓平，杜国平，秦红. 现场急救［M］. 3版. 苏州：苏州大学出版社，2018：92.
[2] 武汉市红十字会. 应急救护培训教程［M］. 武汉：华中科技大学出版社，2019：1-6.

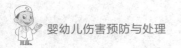

（三）实训评价要点

1. 转运前、中、后计划的完整性和可行性。
2. 学员参与的积极性。

任务四 掌握应急预案的制定、演练和实施

 案例导入

绿苗阳光早教园准备筹建，对象是18个月到3岁的幼儿。园长张老师是一名资深的幼儿园老师，她认真负责，在育儿工作上从不马虎。从幼儿园的选址、图纸、施工、装潢、美化，到所有硬件入驻（桌椅、玩具、床、游乐设施）等，她都到现场监督，不放过任何一个安全隐患。张园长召集所有保教人员、保健老师，邀请了知名儿童医院的医生来园，给大家做幼儿常见意外伤害的处理培训，如跌落、烧烫伤、窒息、溺水、误服等，让所有员工掌握基本技能。之后召开骨干会议，班主任、保教人员、保健老师一起制定相关预案，包括人员、职责、场地、物资、流程、演练、评价等。并邀请其他幼儿园园长来现场查看，评价实施的可行性。评审时现场评价的老师都表示认可，该园顺利地拿到了开园前的各项资质证书。

 任务要求

1. 掌握应急预案制定的框架内容，如总则、情景、组织人员、物资设备、应急流程、监督预评价等。
2. 理论结合实际，了解自身工作场所应急预案制定情况，是否具备演练可行性。
3. 掌握本机构应急预案启动的时机，熟悉应急预案演练的全流程。
4. 针对演练中各步骤实施的情况，分析存在的问题及漏洞，及时修订及优化应急预案。

一、突发事件应急机制的内涵

为了维护托幼机构正常工作，保障幼儿生命安全，应制定各种突发事件应急预案。各类应急预案应贯彻"预防为主，安全第一"的理念，体现负责人承担安全责任，突发事件预防与应急机制包括突发事件的预防性原则、人员与职责、监管与反馈制度等[1]。在托幼机构安全管理中，每位工作人员都应该小心谨慎、兢兢业业、各司其职，善于发现工作中的隐患，发现事故的苗头应早汇报、早维护。各机构应成立应急小组，统一领导、统一协调、统一部署，领导者要负责计划、指挥、协调、组织各位工作人员参与到应急事件管理中。制定方案后要采用科学监测工具进行监管，一旦有突发事件可能性，马上进行现场评估，及时发布安全通告，快速对幼儿进行转移、疏散和撤离。

---

① 刘书辉，左珊，周娜. 幼儿园突发事件预防与应急机制研究［J］. 幼儿教育，2017，2：213.

二、突发事件应急预案制定的原则

制定突发事件应急预案的目的在于预防或阻止某种意外事件的发生,或在意外事件发生之后能够有计划地及时处理,在制定应急预案时应遵循以下四个原则[①]。

1. 预见性

突发事件的特点是意外发生,虽然我们不能预料发生的时间、地点、涉及的人群、规模以及伤害程度。但是通过分析讨论可以预测不同突发事件的性质以及可能诱发的因素,例如,禁止明火可有效减少火灾的发生;幼儿活动环境中无热液体可避免烫伤的发生;可预测相关突发事件可能发展的方向;不同类型和级别的突发事件可能动用的人力、物资设备、场地、急救资源等;不同突发事件发生后可采取的相关措施和处理流程。

2. 科学性

应急预案的指导思想、生成程序、预案结构、实施措施等都应是科学的。应急预案应在"防胜于治""防患于未然"等危机管理指导思想下,在对突发事件充分研究的基础上,编制结构完整、系统有序、应急措施科学的应急预案。不能单纯地将预案当成突发事件发生后的应急参考文本,而应通过预案的制定和演练,主动发现突发事件的诱发因子并及时制止或消除。另外,应对措施也必须科学合理,根据不同的突发事件及其危害程度采取不同的策略。

3. 可行性

应急预案的制定是为了预防或阻止突发事件发生、降低危害直至消除隐患。实际可操作性是最重要的要求,一个不具有操作性的预案可能只是纸上谈兵,不能发挥其应有的价值。因此应急预案的制定应结合托幼机构具体工作,具有主动性,体现本土化、标准化、规范化。预案的编写应文字简洁易懂、操作程序清晰明了、重要环节图文并茂。预案书写前评估中涉及的环节和技能,应该是相关工作人员所掌握的技能。

4. 动态性

预案的书写有时效性,没有任何一个详尽的预案可以涵盖所有的突发事件。各种突发事件随时发生,可能不包含在已有的预案里,同一种类的突发事件在发生的过程中,场景、发展和结局也是不同的,有些情况是不可预测的。所以应急预案不是一成不变的,需要实时动态调整。根据社会发展和应急事件发生的类型,需要不断地补充和调整,不断地完善应急预案的内容。

三、突发事件应急预案制定流程

(一) 准备阶段

主要包括应急预案编制小组组建及分工、风险评估及分类分级、应急能力评估。

1. 应急预案编制小组组建

高质量的应急预案建设,需要托幼机构各相关部门积极参与。应急预案编制小组应由有突发事件处置经验、具有决策能力的人员担任组长,其他有相关专业知识、技能的部门骨干参加,明确各小组的责任人和工作职责,如分管园长、各级班主任、保育人员、保健人员、后勤人员。组长按周期召开应急预案编制会议,明确编制的原则、目的、计划和职责分工,并根据进度协调各部门工作,弹性调整任务和内容。

2. 风险评估及分类分级

小组成员要针对托幼机构活动场地、各教学楼层分布、休息室、活动室等情况进行现场考察,同时

① 冯宝安. 幼儿园突发事件管理机制构建研究[D]. 西南大学,2013:40.

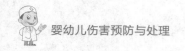

对所有教职工进行抽样调查,可进行问卷调查或者访谈形式,了解托幼机构安全风险存在隐患以及可能发生的突发事件种类,形成针对本机构的风险评估报告。根据突发事件的性质可划分为自然灾害、事故灾难、饮食卫生、意外伤害、社会安全事件。

3. 应急能力评估

针对应急预案中所涉及的部门成员的应急处理意识、理论知识、技能等方面进行评估,如物资储备情况,本机构需要哪些应急设备物资,现有物资与分布情况,是否能够满足应急预案的需要,如何紧急补充物资等。分析和统计本托幼机构必须掌握的应急能力、已经掌握的和尚欠缺的应急能力。托幼机构工作人员急救技能及水平有限,可现场初步处理,当婴幼儿发生意外事件时,应与医疗机构建立联动方案,以最快速、最便捷、最安全的方式将婴幼儿送往医院进行医疗评估与救治,降低并发症的发生,保障婴幼儿生命安全与健康。

(二)编制阶段

主要包括应急预案文案的编写。

在前期风险评估及可行性分析基础上,遵循简单化、本土化、流程化、图表化的原则,针对每一类突发事件类型进行编写预案。主要包括①场景:介绍幼托机构相关信息,包括应急预案发生时的预设场所。②主体:应急预案中涉及的相关部门、责任人及具体分工职责。③事件:不同类型突发事件,应急预案对突发事件的分类越详细越好,尽可能涵盖全面,对于后期的指导意义越大。④流程:突发事件应急预案中包括具体步骤和流程,力求科学、可行、简洁,也是全预案的核心部分。⑤目标:通过应急预案实施后的预期目标和效果,如社会安全突发事件中"保障幼儿生命安全"。

(三)完善阶段

通过后期的培训和演练,发现应急预案编写中的问题,逐步修订和优化。

应急预案的修订和优化的重要性不亚于预案的编制,当托幼机构的内部或外部环境变化后,都会影响预案实施。如应急部门及责任人的调整、突发事件出现了新的类型、重要关键应急物资的调整和更新、应急流程发生变化、通过演练后发现应急预案有缺陷等。应急预案编制小组需要重新评估应急预案,结合实际对应急预案进行不断的修订与完善。

四、托幼机构应急预案的演练及实施

(一)应急预案的演练及实施

为了验证已编制的应急预案的科学性、可行性,托幼机构要通过演练对应急预案进行验证。开展演练之前要对应急预案进行评估,从预案内容的合理性、预案启动快速性、预案保障充分性、预案消耗合理性以及预案的广泛适用性等几个指标进行评估,确定应急预案可实施。托幼机构可以通过桌面推演、功能/技能演练、全流程演练三种方式进行检验。观察员跟随整个流程,详细地记录并发现应急预案编写、应急流程、应急物资储备中的缺陷及不足。

(二)应急预案监督及评价

针对不同层次的人员,如机构管理人员、保教人员、行政人员等,分批进行有针对性的教育培训,了解不同层次人员对预案的认知及评价,是验证应急预案的可行性、便捷性的一种方法。应急预案演练后,小组人员需根据演练过程中的问题及缺陷,进行反馈、讨论和整改,对应急预案进行评价并优化。托幼机构应根据新修订的方案组织相关部门的使用人员进行培训和学习。定期对应急预案进行评价,包括自查、同行审查、专家评估、上级监督等多种方法检验预案内容的可行性及演练中团队合作水平，及时发现预案中的缺陷，不断提高预案的质量[1]。

突发事件难以预料，一旦发生，托幼机构必须马上开展针对性的应急处置工作，突发事件应急管理是托幼机构危机管理的关键环节，如果处理得当，可最大程度减少对幼儿的伤害、避免幼儿生命危险，提高社会及家长对机构的认可度。托幼机构必须建立一套科学的突发事件应急预案，并对其实施评估与演练，验证应急预案的可行性，不断修订及优化预案，提高机构处理突发事件的反应能力。

 【实训】 请撰写一份群发婴幼儿楼梯坠落应急预案

（一）实训要求

认真学习应急预案撰写的原则并撰写一份群发婴幼儿楼梯坠落应急预案。

（二）操作方法

1. 请根据群发伤害应急预案要求撰写一份应急预案，可以以小组（最多 4 人一组）为单位或个人进行撰写。

2. 预案要求有可行性、能够实际应用到各托幼机构中。预案内容应至少包括总则、目标、应急小组、预防措施及处理流程等。

（三）实训评价要点

1. 符合应急预案的撰写要求和原则。
2. 应急预案具有安全性和可行性。

任务五 掌握托幼机构单病例伤害、群发伤害的应急预案制定及演练

 案例导入

今天是正月十五元宵节，托儿所上午开始就忙碌起来了，老师带着孩子们一起做汤圆，每个宝宝都搓出了自己独特的汤圆。小明是班级里个头最大的男孩，胃口也很好，肚子早已饿得咕咕叫了，可能因为早餐吃的是自己劳动成果吧，他吃汤圆时就特别香，一口接着一口，一眨眼的工夫已经吃掉大半碗了，嘴巴里包得鼓囊囊的。保育王老师看见了，赶紧走过来让小明不要着急慢慢吃，小明刚想张口说话，突然嘴里的汤圆滑下去卡在了喉咙里，他顿时脸憋得通红，张着嘴巴说不出话来，他不停地用手抠自己的喉咙。王老师吓懵了，脑子里一片空白，这可怎么办？之前听说有个什么方法可以用，可是一下子想不起来了。看见小明张着嘴巴，她慌忙伸手指进去想把汤圆扣出来，小明突然咬住了她的手指，王

---

① 董双红. 构建科学规范的幼儿园突发事件应急预案的实践研究[J]. 福建教育，2020(3)：20.

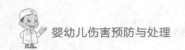

老师大叫了起来。班主任杨老师刚好带着小朋友洗手回来,看见这一幕,一个箭步冲上去,抱起小明坐在椅子上,自己站到小明身后,双手放在小明肚脐和胸骨间,一手握拳,另一手抱住拳头,向里向上冲击小明的上腹部"1、2、3、4、5",突然小明"啊"的一声,将喉咙里的汤圆吐了出来。

思考:保育老师王老师在此次事件处理得当吗?如果你在工作的时候出现了这样的事情,你会怎样处理?

任务要求

1. 熟悉应急预案演练的全流程,知晓自己在应急预案中的角色与职责。
2. 针对演练中各流程实施的情况,总结后对预案进行修订及优化,不断提高自身应急能力。

一、单病例伤害应急预案制定原则与演练

伤害是儿童面临的重要健康威胁,会造成沉重的疾病负担。婴幼儿伤害的发生与其自身生理和行为特点、被照护情况、环境设施等诸多因素有关。常见的伤害类型包括窒息、跌倒伤、烧烫伤、溺水、中毒、异物伤害、道路交通伤害等,托幼机构应当最大限度地保护婴幼儿的安全健康,切实做好伤害防控工作,建立伤害防控监控制度,制定伤害防控应急预案。按照应急预案编制的原则,主要包括总则、目的、应急小组成员及分工、预防措施、伤害发生后应急处理流程、评价与优化等[①]。伤害发生后科学、有效的处理是最重要的环节,根据伤害发生的性质、损伤程度、幼儿表现进行科学、正确、迅速的处置,防止处理不当引起二次损伤或加重损伤。

二、单病例伤害应急预案演练案例

不同伤害类型相对应的应急预案不同,但总体遵循应急预案编制的原则及要求,托幼机构最常见的单病例伤害有窒息、跌落伤、烧烫伤、中毒、异物伤害、溺水及交通意外伤害,这里以烧烫伤为例,介绍单病例伤害的应急预案的框架。

×××(托幼机构名称)烧烫伤伤害事件应急预案

总则

烧烫伤是我国儿童常见的伤害类型和重要的健康威胁之一,烧烫伤造成的损伤除生理上的影响外,留下的瘢痕、毁容、残疾可能造成儿童心理和精神上的伤害,为预防烧烫伤的发生,特制定烧烫伤伤害事件应急预案。

目标

保障婴幼儿在园的安全,减少烧烫伤的发生,保障婴幼儿的身体健康和生命安全

群发事件应急小组

组长:园长×××

副组长:各班责任人(班主任)

组员:老师、保育老师

医疗救护:保健老师

---

① 冯宝安,徐莉莉.幼儿园突发事件应急预案:构架、编制与优化[J].管理纵横,2017,1:8-11.

预防措施

（1）设置饮用水出水最高温度应低于45℃，或者仅存放温开水。

（2）设置专门区域存放热水、热饭菜、热牛奶、热粥等食物。开水炉远离婴幼儿活动场所，并设置防护措施防止婴幼儿接触。

（3）桌子、柜子不使用桌布等覆盖物，避免婴幼儿拉扯桌布，造成桌上热汤、热水倾倒、坠落。

（4）打火机、火柴等物品不应出现在婴幼儿活动场所，不使用有明火的蚊香驱蚊。

（5）不使用暖宝宝、热水袋等可能导致烫伤的取暖物品。

发生烧烫伤后的应急流程

（1）将创面置于清洁的流动水下面，缓慢冲患处15～30分钟，冷水可将热量迅速散去，如果疼痛剧烈可适当延长流水冲的时间。

（2）可在降温后去除包裹的衣物，若衣服与烫伤处皮肤粘连，可用剪刀剪开衣服，但不能强行剥去衣物，以免皮肤撕脱造成二次损伤。脱去衣服后要注意保暖，不能大面积裸露皮肤造成低体温。

（3）如烫伤局部有水泡形成先不要将水泡弄破，以减少感染的机会。

（4）不要在创面处涂抹任何药物或偏方，不要用黏性或者有绒毛的织物覆盖创面。

（5）呼叫120救护车，陪同婴幼儿至就近医院救治，保留婴幼儿呕吐物送检，同时上报卫生监督所。

（6）及时联系婴幼儿家长，如实向婴幼儿家长阐述事故经过，做好解释沟通工作，安抚家长情绪，争取家长的配合及理解。

监督与评价

每年对烧烫伤伤害事件应急预案实施演练，分析与总结演练中的问题，探讨更新的处理方法，不断优化应急预案

三、群发伤害的应急预案的制定及演练

托幼机构中，婴幼儿安全是工作之首，群发伤害应急预案的制定与演练是为了预防或阻止某些意外事件的发生，或在意外事件发生之后能够有计划地及时处理。制定预案需遵循预见性、科学性、可行性、动态性的原则，通过定期的演练与验证，不断修订及优化预案，提高托幼机构处理突发事件的反应能力与实战能力。以下通过案例进行阐述。

（一）群发伤害应急预案制定原则与演练

案例： 下午2点半，午睡起来正是宝宝们吃点心的时候，今天是动物形状的奶黄包，孩子们吃得可开心了。突然"呜呜呜……"急促的警报声响了起来，走廊上有人大喊起来"着火啦，着火啦"。班主任张老师、副班主任王老师及保育老师金老师瞬间从凳子上弹起来，班主任立即冲出教室查看着火的位置，发现在东侧楼梯口有烟雾蔓延，她大喊"东侧楼梯口有烟"，将信息共享给其他班级的老师们。她返回教室后，告诉副班主任和保育老师大概起火的位置，确定孩子们从西侧楼梯口撤离至操场。保育老师金老师迅速拿出准备好的小毛巾并在盆水中浸湿，一个个帮助宝宝们用湿毛巾捂住口鼻，副班主任指引他们排队从后门快速离开教室，班主任、副班主任带领孩子们弯腰沿西侧楼梯右侧快速下楼，途中确保孩子安全，防止跌倒、踩踏发生，到达操场指定位置。等最后一个孩子离开教室时，保育老师关闭所有门窗和教室门，迅速从西侧楼梯下楼到达班级指定

地点汇合。老师们清点孩子人数，确保所有孩子都已撤出，班主任及时汇报给领导。等全园的孩子都已经撤离出教室后，园长宣布演练结束，期间有几个小朋友跌倒、擦伤，副班主任及时带孩子至校医室进行处理。副班主任和保育老师将所有孩子安置妥当，园长召开演练总结会，共同分析演练中发生的问题，并探讨改善及优化的方案。

以上案例是一起托幼机构进行的火灾应急预案演练，涉及众多的幼儿及工作人员，为了验证已编制的应急预案的科学性、可行性，托幼机构通过演练对应急预案进行验证。案例编写包含场景、主体、事件、流程、目标，明确指挥、协调、物资、救援、疏散、汇报等功能的相关责任人，每个人各司其职，熟悉应急物资的存储位置，明确自己在应急预案中的角色。相互配合，有条不紊地进行群发伤害事件的演练，对过程中出现的意外情况如幼儿受伤及时进行处理，事后对幼儿进行安抚，稳定幼儿情绪。

（二）群发伤害应急预案演练案例

不同群发伤害类型相对应的应急预案不同，但总体遵循应急预案编制的原则及要求，最常见的有食品安全所致的食物中毒、火灾、交通意外，我们以幼儿园食品安全群发伤害为例，介绍群发伤害应急预案的框架。

×××(幼儿园名称)食品安全群发事件应急预案

总则

根据《中华人民共和国食品卫生法》的有关规定，必须切实加强学校食品卫生安全工作，加强对食品生产、护送饭菜各环节的安全管理，杜绝食物中毒和食源性疾病的发生和流行。

目标

做好幼儿园食品卫生安全工作，减少群发食物中毒事件的发生，保障婴幼儿的身体健康和生命安全。

群发事件应急小组

组长：园长×××

副组长：各班责任人（班主任）

组员：老师、保育老师

医疗救护：保健老师

样品采集及保管：食堂负责人

预防措施

1. 加强幼儿园食堂食品卫生工作的管理，保障食堂卫生器具、消毒工具及其他设备的添置和更新。

2. 非食堂工作人员不得随意进入厨房。食堂工作人员应按规定定期进行体格检查，做到持证上岗。

3. 食堂、食品供应部门严格把好食品质量关，杜绝不洁、变质及三无产品流入幼儿园；规范食品加工、操作程序，做到烧熟煮透，加工好的食品及时放入密封间；严格生熟食品的管理，防止熟食二次污染；做好食物留样工作，留样食品必须按规定保留48小时；严格操作环节中的消毒工作，消毒方法得当、时间保证。

4. 积极开展对师幼的食品卫生安全教育。

发生群发食物中毒后应急流程

1. 现场评估及处理，评估幼儿有无恶心呕吐，确保呼吸道通畅，防止呕吐物吸入后窒息。

2. 呼叫120救护车,陪同幼儿至就近医院救治,保留幼儿呕吐物送检,同时上报卫生监督所。

3. 及时联系幼儿家长,如实向幼儿家长阐述事故经过,做好解释沟通工作,安抚家长情绪,争取家长的配合及理解。

4. 保健老师做好食物中毒专项登记工作,其内容包括:班级、姓名、发病日期、主要症状、后期转归情况等,协助卫生监督部门做好调查工作,若怀疑为投毒事件,应立即向公安部门报案。

5. 保护现场、保留样品,保护好现场和可疑食物,将食物样品妥善保存,便于卫监部门进行采样检验。

监督与评价

每年对食品安全事件应急预案实施演练,分析与总结演练中的问题,不断优化应急预案。

 【实训】 请根据任务四撰写的《群发婴幼儿楼梯坠落应急预案》进行模拟演练

知识拓展

托育机构急救
物资配置建议

(一)实训要求

认真学习本任务关于应急预案的原则并进行人员及物品的准备(详见二维码),顺利完成应急预案的演练。

(二)操作方法

1. 请根据撰写的应急预案,构建人员架构。
2. 根据应急预案内容,建立相应的流程及物品准备。
3. 分小组进行演练,演练过程流畅。

(三)评价要点

1. 能够按照应急预案的内容完成本次演练。
2. 全员参与有积极性并准备充分。

任务六 掌握自然灾害应急预案的设立及演练

 案例导入

2022年5月20日8点36分,四川省雅安市汉源县发生4.8级地震后,大树镇宜昌希望小学400多位师生用时65秒全部安全撤离。事后记者采访该校校长是如何做到如此快的撤离,校长说,作为汶川地震的援建小学,对待地震,每一年、每一次的地震火灾演练都非常认真。把每一次演练都当作真实发生的事件,他们才能在面对突如其来的天灾时从容应对,避免"5·12"事件的再次发生。

思考:上述真实事件给我们的提示有哪些?

任务要求

1. 了解常见自然灾害的基本概念及种类。
2. 掌握常见自然灾害的应急预案设立框架。
3. 掌握常见自然灾害的应急预案演练流程。

一、常见自然灾害的概念

地球和天体在时刻运动和变化着,这种变化也是地球和天体的自然变异,但是自然变异中除了自然规律外,还有一部分是随着社会发展和人类的生产等造成生态环境的破坏,这些会促使变异加快,当变异达到一定程度,会给人类生存和现实文明建设造成危害。等到此类危害超过了人类的承受能力,造成重大人员伤亡或重大社会经济损失并需要各方给予救援时,就是自然灾害。

根据国家应急管理部发布 2021 年前三季度全国自然灾害情况报告[①]:我国自然灾害形势复杂严峻,自然灾害以洪涝、风雹、台风、地震和地质灾害为主,低温冷冻和雪灾、沙尘暴、森林草原火灾和海洋灾害等也有不同程度地发生。各种自然灾害共造成 9 494 万人次受灾,792 人死亡失踪,526.2 万人次紧急转移安置;农作物受灾面积 10 583 千公顷;直接经济损失 2 864 亿元。

了解自然灾害,可以帮助我们更好地做好相应的预防减灾工作,减少人员伤亡和经济损失,对于推动社会发展有着积极意义。

二、常见自然灾害的应急预防

常见自然灾害可以分为气象灾害、地质灾害、海洋灾害、洪水灾害、地质灾害、地震灾害、生物灾害等。这些自然灾害给人类社会和自然环境带来严重危害,因此,加强防灾减灾工作,提高应对自然灾害的能力,是每个国家和地区面临的紧迫任务。本任务中,我们将针对日常生活中常见的自然灾害种类,如:地震、火灾、台风、暴雨等的应急预防及预防演练进行具体介绍。

(一) 地震

1. 应急预防设立

托幼机构可以设立 A、B 角应急指挥官,A 角:负责组织应急预案的实施工作;负责发布启动或者解除应急行动的信息;向上级主管部门通报应急救援行动工作。B 角:负责应急救援现场的指挥工作;保证现场行动的协调性;处理疏散过程中的突发事件,如跌倒踩踏事件。按照"统一指挥、反应迅速、措施落实、疏散有序、确保安全"的原则进行地震应急疏散。①地震演练预警开始,由 A 角指挥官发布疏散命令;②B 角指挥官通知进行疏散的方法;③以班级为单位,老师确定疏散人员数量,按演练流程进行疏散;④及时切断电源,防止次生灾害的发生;⑤按照园内道路设计疏散路线,避免混乱造成的次生灾害;⑥熟悉疏散流程,避开建筑物,撤离至空旷场所。

2. 应急预防演练流程

①地震时在一楼教室的幼儿,由老师立即组织幼儿紧急撤离到空旷的室外场所,撤离时注意避开大型建筑物,如果来不及跑,就迅速躲避在课桌下、讲台旁。②地震时在楼上教室的幼儿,老师应立即组织幼儿躲到课桌下、讲台旁,避开吊灯等悬挂物,避玻璃门。可以利用两次地震之间的间隙沉着地

① 中华人民共和国应急管理部. 应急管理部发布 2022 年全国自然灾害基本情况[R/OL]. (2023-01-23)[2023-03-30]. https://www.mem.gov.cn/xw/yjglbgzdt/202301/t20230113_440478.shtml.

组织幼儿迅速撤离到楼下空旷场所。③地震时幼儿在室外,则可让幼儿原地趴下,双手保护头部,避开大型建筑物,不要返回室内。④地震时幼儿在睡觉,应立即叫醒幼儿起床,就地避险,躲到床下,也可让幼儿用枕头护头蹲下,蜷缩身体,并利用两次地震之间的间隙迅速组织幼儿到室外空旷地带。如遇突发事件:①当出现人员被困,应安抚幼儿情绪并注意保存体力等待救援。在狭小空间内适当活动关节,按摩肢体有利于身体机能维持。②不大声呼救避免损耗体力,被困者求救时,可以利用身边资源发出声响,如吹哨子、拍手掌等。③废墟下空气污浊,稀薄,容易造成缺氧昏迷,可以相互说话避免睡着。

(二) 火灾

1. 应急预防设立

托幼机构应该设立预防灾害指挥部,以园长为总指挥官,一旦发生火灾,启动疏散预案,利用应急广播稳定遇险人员情绪,并立即按照疏散、救援、灭火、安全警戒和善后处理的火灾处理原则,将工作责任进行落实。火情发现者第一时间汇报上级领导,并拨打"119"报警。总指挥官现场查看火灾形势,救火先救人,以班级为单位,老师组织幼儿尽快疏散,设立安保引导保证通畅,在操场设置集合点,各班及时清点人数。火灾起步阶段是灭火的最佳时间(5分钟内),组织人员就地取材早期进行灭火处理,运用窒息法、冷却法、隔离法或化学抑制等方法控制火势。报警人员要清晰回答接警人员询问,汇报具体方位、联系方式等,特殊地势需安排人员在路口引导消防车。总指挥官可决定采取停电、破拆等手段遏制火势蔓延,直至消防人员到场救援。

2. 应急预防演练流程

在各楼层疏散引导人员的指挥下,全体幼儿由老师带领,按预定路线有序疏散,疏散时靠楼梯左边行走,让出右边通道让消防人员赴救通行。①用湿毛巾捂住鼻子,猫腰行走或匍匐前进,撤离到幼儿园操场。②各班老师清点疏散人数。③观察幼儿有无受伤。④疏散前的注意事项:关闭电、气设备,切断电源,关闭门窗;保证快速、有序、安全地疏散,任何人在疏散时不应携带个人物品,更不允许逆向跑窜寻找个人物品。⑤在撤离过程中,注意根据教师指示,按照撤离路线迅速逃出。⑥撤离出的幼儿以班级为单位,有组织地在操场集合,不拥不挤。⑦演练过程中各班级要严密组织,认真对待,避免拥挤踩踏事故的发生。⑧在操场集中后,各班班主任清点本班幼儿人数,并向园长报告,确定无人员"受伤"后,宣布应急演练结束。

(三) 台风暴雨

1. 应急预防设立

托幼机构应设立灾害指挥部,由园长担任总指挥官,设立宣传联系组、安全保障组、卫生保健组、后勤支援组等全面管理灾害性天气时期托幼机构的安全运行。宣传联系组负责天气动态信息更新及和幼儿家长沟通,安抚家长和幼儿情绪,让家长了解现阶段园内运行情况并得到家长工作配合。安全保障组确保园内安全,及时处理道路积水,保护供电供水等部位不受潮,走廊大厅地面铺设防滑垫等预防意外事件发生。卫生保健组负责幼儿日常卫生,宣讲幼儿健康习惯,保障幼儿安全卫生。后勤支援组保障全园物资安全供给,平稳过渡。

2. 应急预防处理流程

①注意天气预报,关注台风暴雨等异常天气的动向,随时向全校发布天气状况。②加强巡查排除安全隐患,如有险情,切断电源。③关紧门窗,将屋顶等高处易坠落物取下或加固。④如果放学时,台风暴雨仍旧不停,家长可有序进入班级接走孩子,做好家长签字工作。⑥家长携幼儿在放学途中遭遇雷暴雨等恶劣天气,应就近寻找避险处,等天气好转后再回家。⑦在家未上学时,如遇台风暴雨,幼儿可以推迟上学时间。⑧在校幼儿,应把人员活动限制在安全区域内。

【实训】 请准备一场模拟火灾的应急预案演练

为避免因发生火灾时造成人员、财产等损失,在撰写火灾演练脚本的基础上,进行人员分派,并进行模拟演练。训练在平时,才会在灾难来临时临危不乱。

(一) 实训要求

1. 认真学习本任务中关于应急预案演练的要点。
2. 学习其他托幼机构火灾演练的经验。

(二) 操作方法

1. 以4~6人的小组为单位,撰写一份模拟火灾演练的脚本。
2. 请严格按照火灾处理流程进行脚本的撰写,请将内容填写在表3-4中。

表3-4 火灾处理流程脚本

	演练对象	具体操作	可能存在的问题
脚本内容			
角色设置			
步骤一			
步骤二			
步骤三			

(三) 实训评价要点

1. 演练真实,符合托幼机构特点。
2. 脚本撰写合理、安全、可行。

思政园地

每年的"两会"是各人大代表发表民意、民生的关键时刻。从2021年开始,关于儿童健康的提案逐渐开始多了起来,包括防治儿童性侵害,青少年安全防范教育纳入九年义务教育,建议立法禁止向未成年人销售电子烟及保护特殊儿童的权利等。2022年的两会就有人大代表带来《关于重视5岁以下儿童意外死亡,有效防控儿童意外伤害建议的议案》,2023年上海市政协委员、复旦大学附属儿科医院徐虹教授提出《建立儿童伤害三级预防体系》的提案。儿童是祖国的希望,关注儿童,是全社会的责任。希望越来越多的人、机构关注儿童安全,保障儿童的健康成长。

请思考: 作为托幼机构工作人员,应当如何做好婴幼儿伤害的预防?

模块小结

本模块从伤害的急救原则、现场急救的必备技术和操作、转运要点、单病例/群发伤害应急预案的设立和自然灾害应急预防的设立及演练等内容进行阐述,呈现生动的案例及实战演示。作为托幼机构工作人员应熟练掌握常见单病例、群发伤害及灾害预防措施,预警流程,开展早期预防演练,并且能够熟练地应用各项急救技能。将正在经历伤害的孩子所受的伤害将被缩减甚至消失,这是极具意义的。通过本模块学习,学习者能够更好地协助托幼机构预防婴幼儿伤害的发生,形成完善的各项预案,保障婴幼儿的安全。

请思考:作为托幼机构工作人员,我们应当如何做好婴幼儿伤害的预防?

思考与练习

一、单项选择题

1. 婴幼儿意外伤害根据严重程度分级为(　　)。
   A. 二级　　　　　　B. 三级　　　　　　C. 四级　　　　　　D. 五级

2. 婴幼儿如疑似颈椎损伤,应采取的措施是(　　)。
   A. 戴颈托　　　　　　　　　　　　B. 轻微转动颈部检查
   C. 怀抱婴幼儿　　　　　　　　　　D. 自行给予复位

3. 意外伤害发生后,减轻受伤婴幼儿痛苦的原则中,首先应评估伤者的(　　)。
   A. 心理变化　　　　　　　　　　　B. 情绪反应
   C. 疼痛程度　　　　　　　　　　　D. 社会因素

4. 单人对婴幼儿施救的按压与通气比例为(　　)。
   A. 30∶2　　　　　　B. 15∶1　　　　　　C. 15∶2　　　　　　D. 随意按压

5. 以下说法正确的是(　　)。
   A. 开放性骨折,外露的断骨需回纳入伤口,防止二次伤害
   B. 骨折处用夹板简易打结固定,不可制约相邻关节活动
   C. 应该尽早将骨折部位拉直,方便后续手术
   D. 因可能的手术治疗,尽早给孩子禁食禁水,做好肠道准备

6. 下列哪种情况不适宜立即将受伤的孩子转移?(　　)
   A. 现场发生火警报警　　　　　　　B. 孩子从高处跌落
   C. 孩子在路边摔跤且有车辆经过　　D. 发生地震

7. 托幼机构制定各类应急预案应该遵循(　　)理念。
   A. 预防为主,安全第一　　　　　　B. 平战结合
   C. 面面俱到　　　　　　　　　　　D. 快速转运

8. 在托幼机构中,婴幼儿发生意外伤害需立刻就地抢救的是(　　)。
   A. 骨折　　　　　　　　　　　　　B. 食物中毒
   C. 气道内异物吸入　　　　　　　　D. 烫伤
   E. 跌倒

9. 伤害一旦发生,最重要的环节是(　　)。
   A. 上报领导　　　　　　　　　　　B. 通知家长
   C. 保护现场　　　　　　　　　　　D. 应急处理

10. 火灾起步阶段(　　)分钟内是灭火的最佳时机。
    A. 3　　　　　　　　B. 5　　　　　　　　C. 10　　　　　　　D. 30

11. 以下说法正确的是(　　)。
    A. 路上发生台风恶劣天气,也要尽快回家,不要在外逗留
    B. 暴雨天气时,只要不去操场,可以在过道里玩耍

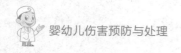

C. 极端天气时,打开所有电灯,保证视线清晰

D. 极端天气时,需要安抚幼儿情绪,不害怕不哭闹

二、多项选择题

1. 婴幼儿意外伤害的伤情严重程度可随时危及生命的是( )。

    A. 气道异物引起窒息   B. 心跳呼吸骤停

    C. 大动脉出血   D. 烫伤

2. 现场急救应遵循( )原则。

    A. 尊重隐私   B. 抢救生命   C. 防止残疾   D. 减少痛苦

3. 在心肺复苏急救过程中,针对 1 岁以上小儿的按压手法有( )。

    A. 双手指按压法   B. 双手环抱双拇指按压

    C. 单掌跟按压   D. 双手交叠,双掌跟按压

4. 以下哪些情况说明孩子可能遭受脊柱损伤?( )

    A. 从高处坠落   B. 出现大小便失禁   C. 不能动脖子   D. 四肢无力

5. 突发事件应急预案制定的原则有( )。

    A. 预见性   B. 科学性   C. 可行性   D. 动态性

6. 根据性质可以将突发事件划分为哪些类型?( )

    A. 自然灾害   B. 意外伤害   C. 饮食卫生   D. 社会安全事件

7. 应急预案文案的编写应该遵循哪些原则?( )

    A. 简单化   B. 本土化   C. 流程化   D. 图表化

8. 托幼机构婴幼儿常见单病例伤害有( )。

    A. 窒息   B. 跌倒/坠落   C. 烧烫伤   D. 中毒

9. 婴幼儿一旦发生烧烫伤后应急处理流程包含( )。

    A. 流动水对创面冲洗   B. 安全的情况下去除包裹物

    C. 保留烫伤处的水泡   D. 避免绒毛织物覆盖创面

10. 托幼机构避免食品卫生安全事件的有效措有( )。

    A. 加强食品卫生管理   B. 限制人员出入厨房

    C. 严格把控食品质量   D. 积极开展卫生安全教育

11. 早期火灾蔓延时,有哪些科学扑火方式?( )。

    A. 窒息法方式   B. 隔离法方式   C. 衣物拍打方式   D. 冷却法方式

三、判断题

1. 意外伤害不仅会导致幼儿肉体上的伤残,而且容易让幼儿出现短暂的心理问题,甚至出现长期的心理障碍。 ( )

2. 若明确幼儿为气道内异物吸入,应立即对该幼儿采取将异物从口中取出的方法进行急救。 ( )

3. 脊柱受损的幼儿,在转运时,需要使用硬板作为转运担架运送。 ( )

4. 为了保障幼儿生命安全,提高应急能力,托幼机构应制定各种突发事件应急预案。 ( )

5. 通过分析讨论可以预测不同突发事件的性质以及可能诱发的因素。 ( )

6. 制定突发事件预案前必须多方面考察,详尽的预案可以涵盖所有的突发事件。 ( )

7. 因为突发事件的演练涉及众多的人员和耗材,所以不用演练以避免资料浪费。 ( )

8. 同源同症状 3 名及以上婴幼儿发生的伤害事件被称为群发伤害事件。 ( )

9. 婴幼儿活动区域中避免热水、火源和热液体可有效地避免烫伤的发生。 ( )

10. 为避免不洁食物交叉感染师幼,一旦发现有食品安全问题应立即销毁食物。 ( )

四、简答题

1. 请说出意外伤害的伤情严重程度分级。

2. 请简述婴幼儿意外伤害的急救原则。

3. 若坠落婴幼儿怀疑脊柱损伤,在搬运过程中需注意哪些方面?

4. 3 岁孩子进食时,突然神情惊恐,面色发绀,双手抓挠颈部。请判断发生了什么? 你应该怎么处理?

5. 婴幼儿伤害转运的原则有哪些?

6. 发生地震时,幼儿的教室在三楼,该如何组织疏散?

模块四
婴幼儿伤害的相关心理问题及持续管理

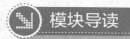 **模块导读**

　　意外伤害的发生会对婴幼儿产生影响,严重时可能影响儿童的身心健康及正常的生活和学习,造成无法弥补的心理创伤,还会给家庭、社会造成沉重的负担和巨大的损失。在康复的过程中,孩子可能会产生焦虑、恐惧、抑郁等负面的心理状态,心理支持及持续的社会支持是影响伤害患儿心理状态的重要因素之一。

　　本模块主要阐述了婴幼儿伤害后的心理问题与持续管理,帮助学生掌握常见心理特征及应对策略。同时,通过信息支持、情感支持、尊重支持、陪伴支持、物质支持等不同方法对婴幼儿家庭进行支持,改善婴幼儿身心状态。在出院计划阶段,结合婴幼儿出院后的需求状况,提出针对婴幼儿伤害后的延续性照护的流程与举措,最终提高婴幼儿伤害后的治疗与康复水平,提升家庭的生活质量。

学习目标

1. 了解婴幼儿伤害后心理支持的原则与策略。
2. 熟悉婴幼儿伤害后的社会支持策略。
3. 掌握婴幼儿伤害后的出院计划与延续性照顾的流程与举措。

内容结构

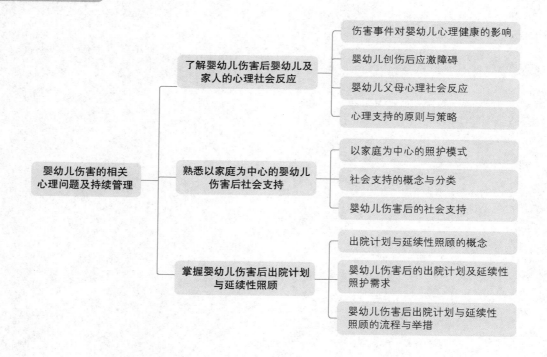

任务一　了解婴幼儿伤害后婴幼儿及家人的心理社会反应

 案例导入

　　小明是一个3岁的小男孩,一天小明在过马路时,突然发生了严重的车祸。幸运的是,他没有生命危险,但仍然留下了明显的伤痕。经过治疗后,小明的身体逐渐康复,但他的行为和情绪却出现了明显的变化。自从事故发生以来,小明变得非常敏感和焦虑。他经常在夜里哭闹,抱怨头痛和胃痛,医生检查后却发现并无生理问题。此外,他开始害怕与其他小朋友互动,避免参加集体活动,对原本喜欢的游戏失去了兴趣。他的父母开始担忧小明的心理状况,因此决定寻求专业心理师的帮助。经过一段时间的心理治疗,小明的情况有所改善。心理师教导他的父母如何给予更多的关爱和支持,让小明在温馨、安全的家庭氛围中恢复自信。同时,心理师还采用了一系列心理干预措施,如游戏疗法和艺术疗法,帮助小明表达和释放积压的情感。通过专业的心理干预和家庭支持,小明逐渐走出了创伤阴影,重拾对生活的热情。

　　思考:这个案例告诉了我们什么? 如何关注创伤后婴幼儿的心理问题?

任务要求

1. 熟悉伤害后婴幼儿的表现。
2. 了解伤害后婴幼儿心理问题处理的原则。

一、伤害事件对婴幼儿心理健康的影响

　　伤害事件对婴幼儿心理健康的影响已经成为一个值得社会关注的问题。在婴幼儿群体中,心理问题的发生率较高,尤其是在遭受创伤事件后,如虐待、事故、家庭暴力等。这些问题可能导致婴幼儿出现焦虑、恐惧、抑郁等心理症状,进一步影响他们的成长和发展。研究表明,在某些情况下,婴幼儿甚至可能出现创伤后应激障碍(post-traumatic stress disorder, PTSD),这是一种严重的心理障碍,需要专业的心理治疗。创伤后应激障碍会对婴幼儿的生活产生重大影响,如行为异常、情绪不稳定和睡眠障碍等。鉴于婴幼儿心理问题的高发生率,家庭、学校和社会应共同关注婴幼儿的心理健康。

二、婴幼儿创伤后应激障碍

1. 创伤后应激障碍的定义与特征

创伤后应激障碍是指个体在经历创伤性事件后,出现持续的恐惧、无助、惊恐等负面情绪反应。婴

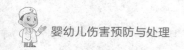

幼儿由于心理发展尚不成熟,更容易出现应激障碍。此类障碍可能导致过度紧张、躯体化症状(如头痛、胃痛等)、回避行为、对创伤事件的持续回忆等。

2. 婴幼儿创伤后应激障碍的成因

婴幼儿创伤后应激障碍的成因主要包括生物学因素、心理因素和环境因素。

(1)生物学因素:遗传、神经递质失衡、脑结构及功能异常等生物学因素可能导致婴幼儿对创伤事件的敏感性增加。

(2)心理因素:婴幼儿的心理素质、认知水平等心理因素也会影响应激障碍的发生。例如,具有较高敏感性的婴幼儿可能更容易出现应激障碍。

(3)环境因素:家庭和社会环境对婴幼儿心理健康的影响不容忽视。缺乏安全感的家庭环境、社会压力、负面事件等都可能加重婴幼儿的应激障碍。

3. 创伤性应激障碍对婴幼儿心理发展的长期影响

创伤性应激障碍对婴幼儿心理发展的长期影响主要表现在以下四个方面:

(1)情绪调节:创伤后应激障碍可能导致婴幼儿出现持续的情绪波动,难以自我调节,长此以往可能形成焦虑、抑郁等心理问题。

(2)认知发展:应激障碍可能影响婴幼儿的注意力、记忆、思维等认知能力,进而导致学习障碍、言语发展延迟等问题。

(3)社会适应:应激障碍可能让婴幼儿在社会交往中表现出过度敏感、拘谨、回避等行为,从而影响其人际关系和社会适应能力。

(4)行为问题:创伤后应激障碍可能引发婴幼儿的行为问题,如攻击性行为、反叛性行为、退缩等。这些行为问题可能会给婴幼儿在未来的生活和学习中带来困扰。

三、婴幼儿父母心理社会反应

1. 应激情绪

在事故发生后,婴幼儿父母及家人会经历一系列的应急事件,如目睹/卷入事故、慌张送医、目睹创伤性操作、孩子生命受到威胁等,从而产生震惊、恐慌、孤独、痛苦、愤怒、担忧、内疚、沮丧、无助等强烈的情绪。

2. 家庭系统与功能紊乱

突如其来的意外给婴幼儿父母的生活带来许多影响,父母有时不仅要照顾孩子,还需要兼顾其兄弟姐妹或家里的老人,家庭在初期往往无法很快适应意外伤害导致的家庭生活混乱,家长之间分工不清,缺乏沟通,导致关系上的紧张。另外可能还需应对其他家人和朋友的反应,加剧家长的压力。

3. 持续的外界压力

事故发生后,父母作为婴幼儿的主要照护者,除了照顾孩子外,父母还需要处理诸多事项,面临着来自个人社会角色的压力,如工作告假、经济紧张、住房压力、人际关系减少甚至是事故相关法律诉讼等。

四、心理支持的原则与策略

1. 家庭支持

家庭是婴幼儿心理康复的第一线,提供一个安全、关爱的环境对婴幼儿的恢复至关重要。家长需要倾听和理解婴幼儿的需求,尊重他们的感受,关注他们的情绪变化。此外,家长还需协助婴幼儿建立积极的心理防御机制,教导他们如何正确表达情感,以及如何应对创伤带来的负面影响。

2. 专业干预

寻求心理专业人士的帮助是解决婴幼儿创伤后心理问题的有效途径。心理专家会进行心理评估与诊断,制订个体化心理治疗方案。针对婴幼儿的年龄特点,心理专家会运用各种心理疗法,如游戏疗法、艺术疗法等,帮助婴幼儿克服恐惧,建立信心,逐渐走出创伤阴影。案例中小明接受了专业的心理干预措施,逐渐走出创伤阴影,拥抱快乐生活。

3. 学校与社区支持

学校和社区是婴幼儿成长的重要场所,对婴幼儿心理康复具有积极作用。学校和社区需要建立婴幼儿心理健康教育体系,提供心理健康活动与资源。同时,跨学科专业团队的合作可以为婴幼儿提供更全面、有效的心理支持。

4. 心理支持的长期规划与预防

定期心理评估与监测至关重要。为了确保婴幼儿心理康复的长期效果,定期进行心理评估与监测是必要的。这有助于及时发现潜在问题,调整心理支持策略,培养婴幼儿的心理素质与应对能力,关注婴幼儿的心理素质培养,增强他们应对挑战的能力。例如,教授他们情绪调节、问题解决等技巧,以提高他们在遭遇创伤时的心理适应力。

 【实训】　学习为伤害发生提供心理支撑

(一) 实训要求

了解外伤伤害发生后常见的心理情绪应急的类型和处理原则。

(二) 操作方法

根据任务一中导入的案例,请以 3～5 人为一个小组,分组讨论小明和家人在伤害发生后的心理社会反应,并提出解决举措,最后以小组为单位进行分享。

(三) 实训评价要点

对于识别心理社会反应的全面性和准确性。

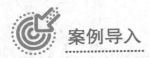 **熟悉以家庭为中心的婴幼儿伤害后社会支持**

案例导入

小凤,5 岁,某天中午,小凤妈妈在客厅给小凤准备了卡通短片和玩具后,准备去厨房做饭。过了一会,小凤妈妈出来后发现小凤不见了,看着敞开的窗户,她急忙跑到阳台往下一看,发现下边围了一群人,小凤妈妈脑袋一懵:"孩子不会摔下去了吧?"她赶紧跑下楼,扒开人群一看,正是小凤,她急忙将孩

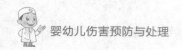

子送往医院进行抢救……重症监护室外，焦急的小风妈妈绝望地哭泣，她不知道如何向家人交代，认为一切都是自己的错，如果孩子有什么万一，她也活不下去了……

思考：你认为小风和家人面临哪些问题？你可以为小风家庭提供哪些支持？

 任务要求

1. 熟悉以家庭为中心的照护模式的核心内容。
2. 掌握婴幼儿伤害后的社会支持策略。

一、以家庭为中心的照护模式

婴幼儿伤害既会有生理层面的影响，也会给家庭带来心理影响和沉重负担。创伤事件发生后，家庭，尤其是父母，在整个过程会遭遇很多压力。美国国立儿童创伤应激网将儿科医疗创伤压力定义为儿童及家庭对疼痛、伤害、严重疾病、医疗程序、侵入性或令人恐惧的治疗经历的一系列心理及生理反应，包括创伤后应激障碍、重新经历、逃避及过度警觉等。研究表明，在儿童伤害后 10 个月甚至更久的时间，父母的儿科医学创伤应激患病率为 0～18%[①]。另一方面，父母的压力、家庭功能及资源、社会经济地位往往也是儿童创伤后应激障碍的重要风险因素，长远而言会造成其心理社会问题、学习困难、社会退缩及家庭问题等。对此，越来越多的研究发现，以家庭为中心的照护，应当是健康服务计划中的一部分，如果执行以家庭为中心的照护模式，父母将更有能力支持他们的孩子，并为治疗和康复做好准备。

美国重症监护医学协会于 2017 年发布了《新生儿、儿童和成人重症监护室中以家庭为中心照护的循证指南》，指出以家庭为中心的照护模式是"一种尊重和响应个人家庭需要和价值的方法"[②]，包括以下核心内容：认识到家庭的作用贯穿孩子的一生；重视对家庭的支持；家庭成员与医疗卫生机构专业人员密切合作；与父母分享有关儿童完整的信息；采用适当的干预，提供情感与经济支持以满足家庭的需求；认识到家庭的特性及优点，尊重不同的应对处理方式；尊重种族、伦理、文化以及经济的多样性；了解儿童家庭的情感及发展需求，并将整合到医疗照护计划中；鼓励和促进家长之间的互相支持，确保医疗照护计划灵活、可参与及回应家庭的需求；鼓励儿童家庭参与到医疗照护计划的制订，尊重他们选择的权利。

二、社会支持的概念与分类

社会支持理论起源于 20 世纪 70 年代，广泛应用于社会学、心理学、精神病学等领域。社会支持，即个人通过社会关系所获得的能减轻心理应激反应、缓解精神紧张状态、从而提高社会适应能力的过程[③]。根据支持的内容，社会支持的类型分为情感支持、物质支持、信息支持、尊重支持和陪伴支持，内涵及内容见表 4-1。

① van Meijel EPM, Gigengack MR, Verlinden E, et al. Short and Long-Term Parental Posttraumatic Stress After a Child's Accident: Prevalence and Associated Factors[J]. Child Psychiatry Hum Dev, 2020, 51(2): 200-208.

② Davidson JE, Aslakson RA, Long AC, et al. Guidelines for Family-Centered Care in the Neonatal, Pediatric, and Adult ICU [J]. Crit Care Med, 2017, 45(1): 103-128.

③ 李强. 社会支持与个体心理健康[J]. 天津社会科学, 1998(1): 66-69.

表4-1 社会支持不同分类的内涵与具体内容

社会支持分类	内涵	具体内容
情感支持	向他人提供情绪安慰,表达关怀与关心	同理心、关心、爱、信任、接受、亲密、鼓励
物质支持	向他人提供资金、实物等有形帮助,以及行动或服务	资金、软硬件设施、设备、物品、技术、服务及实际的行动
信息支持	向他人提供有助于解决问题的信息、建议或指导	提供与治疗、康复、照护、法律、社会保障、教养、亲子沟通相关的刊物、资讯或经验
尊重支持	满足他人权利、义务与精神需求	尊重和认同他人的权利、义务及文化价值观
陪伴支持	来自与他人的接触,满足人际关系的需要	家人、朋友、社工、托育人员、教师、病友、志愿者的接触、陪伴和帮助

三、婴幼儿伤害后的社会支持

专业人员以社会支持理论为基础,以家庭为中心进行婴幼儿伤害的社会支持,对婴幼儿及家长的身心健康将起到增益作用。以下从五个角度阐述婴幼儿伤害后的社会支持策略:

1. 情感支持

建立伙伴关系。专业人员应秉持同理、尊重、真诚、简洁具体的理念,与孩子及家长建立良好互信的专业关系。建立关系的过程,本身具有评估的目的,专业人员通过入户或线上沟通,向家庭表示关心与关怀,在一来一往的互动中,家长打开心扉,愿意表达心声与情感,帮助专业人员有效把握婴幼儿及家长的需求和问题,有助于开展更有针对性的育儿支持活动。

2. 物质支持

提供服务支持。面向特殊儿童及家庭,托幼机构不仅需为家庭提供基础的服务项目,同时需要整合社区内托幼机构、社区医院、儿童专科医院等资源,吸纳育婴师、营养师、医护人员、社工、早教专家、爱心人士等参与其中,建立多样化的托育服务,精准解决特殊儿童在医疗、护理、康复、心理、社会融入等方面的需求。

寻求专业服务。对于经历过意外伤害的婴幼儿及家长,专业人员应重点关注其治疗康复及心理状况,尤其是风险人群,必要时转介医生、护士、社工,协助解决孩子及家人一系列的身心问题,如疾病适应不良、医疗依从性差、创伤后应激障碍、丧失与哀伤、自杀、临终关怀、儿童保护问题等。另外,若发现家庭存在托育费用支付困难、缺乏设施设备等难题,可积极寻求政府、公益平台或者慈善团体的及时支持。

3. 信息支持

提供信息、建议或指导。家长面对孩子突发意外后,容易产生焦虑的情绪,担忧健康、生活方面的诸多问题,包括如何教养孩子、有哪些可以帮助孩子治疗及康复的信息、如何平衡好照顾孩子与工作、生活的冲突、是否有提供特殊儿童托育的服务、家庭成员如何更好地沟通与合作。对此,专业人员应在收集需求的基础上,提供指导信息以利于家长解决问题。此外,专业托幼机构可联动医疗机构、社工服务机构等,面向家庭和社区、幼儿园定期开展专家讲堂与知识沙龙,科学普及婴幼儿的养育知识和教育方法,帮助家长树立科学育儿的观念。

4. 尊重支持

鼓励家庭参与照护服务。专业人员应将儿童及家庭视为有价值、潜能、力量的个体,重视家庭在照料孩子上的宝贵经验和建议,鼓励家庭参与到儿童养育过程中,尤其是父辈的参与,并将孩子及家庭的情感和发展需求纳入到服务中,确保服务可以回应家庭多层次的发展需求。通过赋权家庭的参与,可以强化家长的责任意识,让家长能够更好地理解和参与托育照护的工作,认真学习科学的育儿理念和方法,保证孩子无论在机构还是在家中,都能接受高质量、高水平的照护。

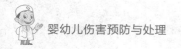

5. 陪伴支持

联系亲友及志愿者进行陪伴支持。面对一些需要特殊帮助的婴幼儿,如肢体残障儿童、听力障碍儿童、视觉障碍儿童、智力障碍儿童、情绪心理障碍儿童等,建议可联系孩子家长的亲友、志愿者等,为婴幼儿及家长提供协助就医、情绪疏导和陪伴支持的服务。

 【实训】 制订社会支持方案

(一)实训要求

1. 能分析罗列任务二案例主人公的生理—心理—社会需求。
2. 能应用社会支持框架提供具体支持策略。

(二)操作方法

根据任务二中导入的案例,请以3～5人为一个小组,分组讨论罗列小凤和妈妈的生理—心理—社会需求,并尝试运用社会支持框架罗列具体的支持策略,完成填写社会支持方案简表(表4-2),并以小组为单位进行分享。

表 4-2　伤害婴幼儿家庭的社会支持方案简表

一、案例概要
二、生理—心理—社会需求分析
三、社会支持具体策略
四、专业思考与讨论

(三)实训评价要点

1. 对于婴幼儿及父母生理、心理、社会需求的了解。
2. 对于社会支持不同分类的内涵及具体内容的掌握。
3. 参与讨论的积极性与主动性。

任务三　掌握婴幼儿伤害后出院计划与延续性照顾

案例导入

小花,3岁,上午11点从家中3楼阶梯摔下,奶奶发现后紧急拨打120,将孩子送往医院治疗……

幸运的是,经过一段时间的治疗,小花的生命脱离了危险,将于不久后出院。出院前,小花爸爸担忧孩子右手手臂的创伤会对以后上学、生活有影响,自己不知道该如何照顾。而且小花从 ICU 出来后,没和自己说过话,是不是孩子出了心理问题……

思考:你认为小花一家在出院后有哪些需求?你可以为小花的家庭提供哪些帮助?

 任务要求

1. 了解出院计划与延续性照顾的概念。
2. 认识婴幼儿伤害后的出院计划及延续性照护的需求。
3. 掌握婴幼儿伤害后的出院计划与延续性照顾的流程与举措。

一、出院计划与延续性照顾的概念

1. 出院计划

出院计划,又称出院准备,是指按照疾病需要,通过医疗团队的努力,确保健康照护的持续性,顺利从医院转接到另一个环境,其特性为时效性、整合医疗团队、患者与重要他人参与、运用可利用资源、提供照护指导等。美国医院协会认为,成功的出院计划是对每一位患者延续性照顾的保障,是集中化、跨学科、协调性的过程,并将出院计划服务分为七个步骤:患者界定系统,患者需求评估,出院准备服务计划,社区资源联系,转介,追踪,医疗机构与社区机构间的协调合作[①]。

2. 延续性照顾

延续性照顾作为出院计划的延续,是指通过一系列的行动,以保证患者在不同健康照顾机构之间转移时所接受的服务具有协调性和连续性,预防或减少患者健康的恶化,其核心内容包括:信息的延续性,即医疗保健机构对患者医疗信息的连续使用,保证信息提供的及时性;管理的延续性,即医疗保健机构对患者不断变化的需求及时作出反应,提供的照护方式具有连续性和一致性;关系的延续性,即患者与一个或多个卫生保健服务提供者保持持续的治疗关系[②]。

二、婴幼儿伤害后的出院计划及延续性照护需求

1. 获取疾病知识和照顾指导的需求

婴幼儿伤害后经过治疗,通常会留有不同程度的躯体症状,需要居家的照护支持。但调查发现,家长出院后认为自己并没有具备照顾受伤孩子的能力,对获取相关服务和信息感到困难,导致不少家庭的整体健康水平下降,甚至出现了新的健康问题,这不仅造成了家长较大的压力,也不利于孩子的长期治疗与康复。因此,应加强出院后对受伤害婴幼儿家庭的疾病知识普及与照护指导,通过加强与父母的沟通,使他们能够了解婴幼儿护理知识和技能,促进孩子的身心康复。

2. 社会心理支持的需求

伤害对于婴幼儿及家庭是一个创伤性事件。伤害发生后,看着痛苦的孩子,父母常怀有强烈的愧疚感、羞耻感与无用感,在脑海里一遍遍回忆受伤的场景,谴责自己或是他人。随着孩子度过危机,身体慢慢好转,父母也开始担心伤害对孩子未来生活、学习的长期影响,以及情绪、精神方面的后果,承受

① 莫藜藜.医务社会工作:理论与技术[M].上海:华东理工大学出版社,2018:247-254.
② Haggerty JL, Reid RJ, Freeman GK, et al. Continuity of care: a multidisciplinary review[J]. BMJ, 2003, 327(7425): 1219-1221.

着巨大的心理压力。除了心理方面,伤害也会对家庭整体产生影响,日常生活会发生变化,如果伤害需要长期的治疗与康复,会造成家庭沉重的经济负担。

3. 对不同系统之间衔接的需求

婴幼儿伤害后存在较多的身心问题,治疗及康复需要来自家庭、医疗机构、托幼机构、社会的共同支持。但目前由于家庭、医院、机构、社区之间缺乏有效的衔接机制,专业照护机构或托幼机构往往对孩子的治疗与康复计划缺乏了解,因此无法一同支持婴幼儿的日常护理与照护,不利于婴幼儿伤害后的持续健康管理,对其健康成长产生负面影响。

三、婴幼儿伤害后出院计划与延续性照顾的流程与举措

1. 流程

根据美国医院协会的出院计划工作流程,出院计划划分为筛选与界定服务对象,建立关系并搜集资料,评估、计划与执行,过程监督与行为修正四个阶段。

(1)筛选与界定服务对象。托育服务的对象通常为0～3岁婴幼儿,受伤害的婴幼儿的出院回归家庭后,由于仍需要精心的护理与康复,因此,面对受伤害的婴幼儿,需要注意的是,托育的服务对象应由"儿童为主"转向"家庭为主"。

(2)建立关系并搜集资料。专业人员与婴幼儿家庭建立良好的关系是充分收集资料的关键前提。应在信任的基础上,对婴幼儿及家长进行需求评估,常见的需求包括疾病相关知识、医疗以及社区卫生资源渠道、家庭及社会支持渠道和康复护理等。

(3)评估、计划与执行。出院计划的评估、计划与执行是工作流程的重点内容。在明确婴幼儿家庭的服务需求与目标的前提下,以专业人员为主导,家长、社工、医护人员一同参加,讨论整合多方意见形成家庭个性化的服务方案,同时结合家长的接受度、操作情况、存在困难等方面进行修正,必要时为有需要的家庭链接社区医疗、护理、托育及社会服务等资源,协助进行转介,保障孩子出院后该家庭可持续获得所需的服务。

(4)过程监督与行为修正。专业人员应跟进随访服务进度与成效,包括健康状况、功能状态、服务满意度等,以便确认婴幼儿伤害后的恢复情况,对于存在困难的家庭,应及时了解情况,以便调整延续性照顾的策略与方向,协助家庭顺利克服恢复期的困难和挑战。

2. 举措

出院计划与延续性照顾共同形成婴幼儿伤害后从治疗的阶段性结束到正常生活的恢复过程,在这个动态的过程中,专业人员的角色与需要关注的重点内容有所区别。

(1)准备阶段。专业人员作为评估者与推动者角色参与婴幼儿伤害后延续性照顾的准备工作,需推动机构团队成员讨论婴幼儿家庭照顾计划的相关问题,组织家庭沟通会议,鼓励家庭成员表达意见、参与讨论,共同制订有操作性与延续性的照顾计划,协助家庭调整照顾分工与恢复预期,增强家庭的恢复信心。

(2)适应阶段。专业人员作为咨询者与协调者角色参与初期的适应阶段,需密切保持与家长的良好关系,及时跟进家庭的适应情况。对计划外的需求及时回应,直接与家庭成员沟通提供服务,包括提供专业课程,既包含婴幼儿生长发育等基础的婴幼儿照护知识,也提供护理、康复训练等针对性服务。此外,在家庭自愿自主的前提下可组织家长交流平台,如家庭托育互助小组,定期提供育儿相关资讯,让家长可以互相交流婴幼儿照护与生活适应相关的信息,获得情感支持、陪伴支持、信息支持等。

(3)身体功能恢复阶段。专业人员作为服务者与监督者的角色参与患儿身体功能恢复阶段,需与患儿家庭就此阶段的中心任务与康复计划达成一致,即全力促进患儿的身体健康恢复,同时积极与家庭所在社区的相关公益组织团体建立联系,发掘社区资源,共同提供延续性照顾方案。同时,需跟进家

庭的随访进展与恢复进展,链接各方资源保障康复计划实施进程,鼓励并监督家庭按照计划执行,及时了解困难予以协助。

（4）社会功能恢复阶段。专业人员作为使能者角色①参与社会功能恢复阶段,应根据每个家庭的特质协助家庭成员适应环境、生理、心理或生活方式的转变,尤其注重发掘家庭自身能量,激发家庭内在潜能。在实际操作中,此阶段与身体功能恢复阶段可能会有同步期,需依据具体情况的轻重缓急进行干预。

【实训】　探索出院计划与延续性照顾的举措

（一）实训要求

1. 了解出院计划与延续性照顾不同阶段的困难与挑战。
2. 掌握出院计划与延续性照顾不同阶段的主要工作内容。

（二）操作方法

根据任务三中导入的案例,请以3~5人为一个小组,分组讨论小花在出院计划与延续性照顾的不同阶段可能存在的困难,填写表4-3并提出解决举措,最后以小组为单位进行分享。

表4-3　出院计划与延续性照顾情况分析简表

阶段	可能存在困难	服务举措
准备阶段		
适应阶段		
身体功能恢复阶段		
社会功能恢复阶段		

（三）实训评价要点

1. 对于出院计划与延续性照顾不同阶段的困难及具体工作内容的探索与掌握。
2. 参与讨论的积极性与主动性。

思政园地

党的十八大以来,习近平总书记从党和国家事业发展全局和促进人的全面发展出发,高度重视少年儿童事业发展,为积极回应人民群众对家庭建设的新需求作出了一系列重要指示。2019年5月,全国妇联、教育部等九部门发布的《全国家庭教育指导大纲（修订）》（妇字〔2019〕27号）明确提出针对不同特殊儿童的家庭教育指导要点,指出面向肢体残障儿童,需指导家长早期积极借助医学技术加强干预和矫正,使其降低残障程度,提高活动机能;营造良好家庭氛围,用乐观向上的心态感染儿童;鼓励儿童正视现实、积极面对困难;教育儿童通过自己的努力,积极寻求解决问题的方法,以获取信心。

请思考:①浏览《全国家庭教育指导大纲（修订）》全文,将特殊儿童的家庭教育指导列入该大纲有何积极意义?②婴幼儿托育服务从业人员如何更好地为婴幼儿伤害后的延续性照顾提供支持?

---

① 注:指专业工作者通过激发服务对象潜能,使其有能力面对和解决问题。

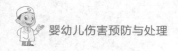

模块小结

在意外伤害事件发生后,婴幼儿不论是生理还是心理上,都需要一个修复的过程。在此阶段,有些婴幼儿甚至会出现严重的心理障碍—创伤后应激障碍,可能会影响婴幼儿的健康成长与发展。因此,对婴幼儿伤害后的心理干预、家庭支持以及延续性照顾十分有必要。医疗、托育、教育等领域的专业人员应当了解重视婴幼儿的心理社会支持,了解婴幼儿创伤后应激障碍的特征与影响,掌握常见的心理支持策略;重视家庭的作用,了解以家庭为中心的照护模式的核心内容及社会支持策略,从而可以在伤害后的第一时间予以支持,减少伤害给婴幼儿及家庭带来的长远影响;熟悉出院计划与延续性照顾的相关概念,熟知婴幼儿伤害后的相关需求,具备为伤害婴幼儿家庭指导出院计划与延续性照顾的能力,从而达到保障婴幼儿生活质量的目标。

思考与练习

在线练习

一、单项选择题

1. 以家庭为中心的照护模式是一种尊重和响应个人家庭( )的方法。
   A. 问题和价值　　　B. 需要和价值　　　C. 需要和问题　　　D. 需要和文化
2. 延续性照顾是指通过一系列的行动,以保证患者在不同健康照顾场所之间或不同层次健康照顾机构之间转移时所接受的健康服务具有( ),预防或减少高危患者健康状况的恶化。
   A. 协调性和连续性　　　　　　　　B. 整合性和连续性
   C. 整合性和协调性　　　　　　　　D. 针对性和连续性
3. 婴幼儿创伤后应激障碍的成因包括( )。
   A. 生物学因素　　　B. 心理因素　　　C. 环境因素　　　D. 以上都包括
4. 婴幼儿伤害发生后出现学习障碍属于( )。
   A. 情绪调节问题　　　B. 认识发展问题　　　C. 社会适应问题　　　D. 行为问题
5. 以下属于心理支持的是( )。
   A. 家庭支持　　　B. 专业干预　　　C. 学校社区支持　　　D. 以上都是

二、多项选择题

1. 社会支持的内容包括( )。
   A. 信息支持　　　B. 非正式支持　　　C. 情感支持　　　D. 物质支持
2. 建立专业关系的关键是什么?( )
   A. 尊重　　　B. 简洁　　　C. 真诚　　　D. 同理
3. 延续性照顾的核心内容包括( )。
   A. 关系延续性　　　B. 管理延续性　　　C. 人员延续性　　　D. 信息延续性
4. 婴幼儿创伤后应激障碍的行为包括( )。
   A. 攻击性　　　B. 反叛性　　　C. 退缩　　　D. 自伤
5. 婴幼儿伤害发生后父母的心理社会反应包括( )。
   A. 应急情绪　　　　　　　　　　　B. 家庭功能紊乱
   C. 社会功能丧失　　　　　　　　　D. 家庭和睦

三、判断题

1. 社会支持是指个人通过社会关系所获得的能减轻心理应激反应、缓解精神紧张状态、从而提高社会

适应能力的过程。　　　　　　　　　　　　　　　　　　　　　　　　　　　　（　　）

2. 成功的出院计划是对每一位患者延续性照顾的保障,是集中化、跨学科、协调性的过程。（　　）

3. 婴幼儿心理发育未成熟,发生伤害时不容易产生心理障碍。　　　　　　　　　（　　）

4. 为了确保婴幼儿心理康复的长期效果,定期进行心理评估与监测是必要的。　　（　　）

5. 婴幼儿伤害发生后出现过度敏感、拘谨、回避等行为,属于社会适应障碍。　　（　　）

四、简答题

1. 以家庭为中心的照护模式的核心内容是什么?

2. 请简述出院准备服务的流程。

下篇

婴幼儿常见伤害的预防和急救

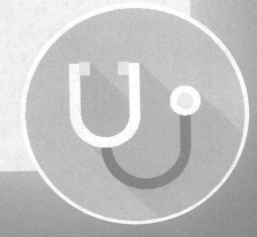

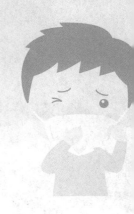

模块五
婴幼儿跌倒

模块导读

　　婴幼儿活泼好动、自制力差,模仿能力、好奇心强,喜欢探索,照护难度大,缺乏对跌倒的风险认知。易发生跌倒,跌倒后导致各种损伤,甚至出现危及生命的情况,这就需要保育工作者能尽早发现跌倒风险点,进行修正,让幼儿能够规避跌倒伤害的发生,同时学会在跌倒发生损伤后,尽快做出应对,能让幼儿在第一时间得到有效的救治。

　　本模块主要阐述跌倒风险及预防,通过案例呈现、理论及视频观看等帮助学生掌握常见的幼儿跌倒风险、预防方法和跌倒紧急处理措施,熟悉婴幼儿跌倒的生理行为特点。要求学生在理论学习的基础上进行实操训练,完成本模块学习后能熟练识别跌倒风险点,并在工作中修正风险,避免跌倒,减轻损伤。

学习目标

1. 掌握婴幼儿跌倒的概念。
2. 理解婴幼儿跌倒的常见原因。
3. 掌握婴幼儿跌倒的预防手法。
4. 熟悉婴幼儿跌倒的现场急救。
5. 树立对婴幼儿跌倒预防的高度责任感和严谨的工作态度,爱护婴幼儿。

内容结构

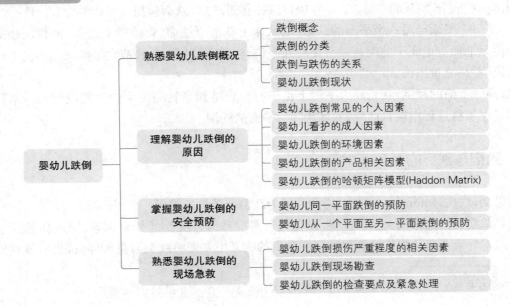

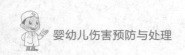

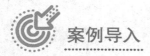

任务一 熟悉婴幼儿跌倒概况

 案例导入

小小,2岁,托班。中午午休时,小小穿着拖鞋在室内走动,后脚踩到前脚的拖鞋后跟,跌倒,哭了一阵,在老师的安抚下慢慢安静下来,逐渐进入梦乡。此后小小没有呕吐、没有精神异常等。

思考:小小发生这样的危急情况属于跌倒中的哪一类? 照护者应该注意哪些问题才能避免此类事件的再次发生?

任务要求

1. 掌握跌倒的概念。
2. 了解婴幼儿跌倒现状。
3. 了解跌倒的分类。

一、跌倒概念

跌倒(Fall),疾病术语,又称跌落。是指突发、不自主的、非故意的体位改变,倒在地上或更低的平面上。

二、跌倒的分类

按照国际疾病分类(ICD-10)(W00-W19)对跌倒的分类[1],跌倒包括以下两类(图 5-1):

第一,从一个平面至另一个平面的跌落:如从床上跌落至地面、自楼梯上跌落,从数层楼的窗台或阳台上掉落至地面上也属于此类。对于婴幼儿来讲,当跌落高度>3 m 或大于婴幼儿身高 2～3 倍时,可归为高风险/高能量损伤。

第二,同一平面的跌倒:在相同水平面上由于打滑或地面杂物而发生的滑倒或绊倒。本任务中提到的案例是在步行过程中被自己绊倒,属于同一平面的跌倒。

三、跌倒与跌伤的关系

顾名思义,跌伤(Injury from fall)指的是因为跌倒而导致的损伤。

跌倒和跌伤是因与果的关系。跌倒/跌落是一种导致意外受伤的外来因素,而跌伤是因为这种意外伤害的因素导致了机体损伤这个果。但在跌倒的定义中并未将跌倒后是否导致损伤,或跌倒造成损

---

[1] 董景五.疾病和有关健康问题的国际统计分类:第十次修订本[M].2 版.北京:人民卫生出版社,2008.

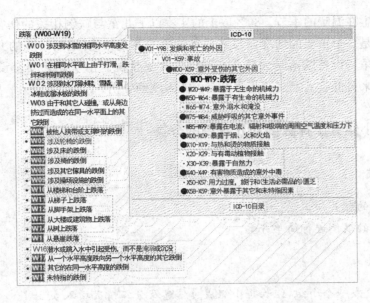

图 5-1　跌倒/跌落在 ICD-10 中的分类

伤的严重程度作为跌倒定义的条件。根据跌倒/跌落定义,即使没有"跌伤",也没有进行任何医疗或医学处理,也是一次跌倒事件/事故。

与跌倒有关的伤害可以是致命或非致命的伤害,大多数是非致命的伤害。例如,在中国儿童中,因跌倒导致的每一例死亡对应 4 例永久性残疾,13 例需要住院治疗 10 天以上,24 例需要住院治疗 1～9 天,690 例需要医治或缺勤/缺课[1]。

目前,国内外大多数文献或统计数字只是报告了达到某种严重程度损伤的跌倒,如需要到门急诊就诊、处理,或者因为跌倒而导致死亡/残疾的病例,广泛使用"跌倒/跌落(Fall)"这个词,而非使用"跌伤"。故在专业领域"跌倒/跌落"一词指代了跌倒伤害或跌伤。在阅读或参考文献资料时需要注意其使用的跌倒/跌落的界定标准。

四、婴幼儿跌倒现状

跌倒是最常见的伤害类型,其可造成死亡、残疾、功能受限等严重后果。跌倒可导致儿童创伤性脑损伤、永久性残疾等严重后果,也是大多数国家急诊室中儿童最常见的伤害类型[2][3][4]。

非故意跌倒是美国 14 岁以下儿童非致命伤害的主要原因,占全世界儿童死亡伤害的 8%。在儿科年龄组中,5 岁以下的儿童发生跌倒相关伤害的风险最大。跌倒也是婴儿期受伤的最常见原因(约为 35.1/1 000 婴儿年)。伤害是中国 1～4 岁儿童第一位死亡原因,是 0 岁儿童第四位死亡原因[5],0～5 岁儿童伤害病例中,跌倒/跌落病例占半数以上[6]。

① 中国疾病预防控制中心. 中国青少年儿童伤害流行状况回顾报告[M]. 北京:人民卫生电子音像出版社. 2018:9-11.

② Quynh-Uyen P. Nguyen, Olga Saynina, Elizabeth A. Pirrotta, et al. Retrospective observational cohort study: Epidemiology and outcomes of pediatric unintentional falls in US emergency departments[J]. Injury, 2021, 52: 2244-2250.

③ Adam Gyedu, Godfred Boakye, Robert Quansah, et al. Unintentional falls among children in rural Ghana and associated factors: a cluster-randomized, populationbased household survey[J]. Pan Afr Med J, 2021, 38: 401.

④ Flaherty MR, Raybould T, Savarino J, et al. Unintentional Window Falls in Children and Adolescents[J]. Acad Pediatr, 2021, 21(3): 497-503.

⑤ 国家卫生健康委统计信息中心, 中国疾病预防控制中心, 慢性非传染性疾病预防控制中心. 中国死因监测数据集 2018[M]. 北京:中国科学技术出版社,2019:38.

⑥ 耳玉亮,陆治名,汪媛,等. 中国 2018 年伤害监测系统 0～5 岁儿童伤害病例特征分析[J]. 中国学校卫生,2020,41(7):971-975.

儿童跌倒主要发生在温暖的季节。80%以上的 4 岁以下儿童与跌倒相关的伤害发生在家里;婴儿从家具或楼梯上跌落是一个重要的情况。与其他年龄段的儿童相比,蹒跚学步的儿童从窗户/阳台跌落的风险更大。从游乐场设备跌落是大龄儿童跌倒的常见情况。由于缺乏安全设备(如窗户防护装置)或住房状况不佳,来自低收入家庭的儿童更有可能因跌倒受伤。

 【实训】 请小组分工探究婴幼儿跌倒的分类

(一)实训要求

1. 能自学跌倒的相关知识。
2. 能对婴幼儿的跌倒进行简单分类。

(二)操作方法

1. 每 4~6 人分成一个小组,组长将小组成员信息及分工情况填入表 5-1。

表 5-1　小组成员分工表

小组成员	学号	姓名	任务分工
组长			
组员			

2. 分小组进行文献查阅,自学与讨论婴幼儿跌倒的相关知识(概念、分类、现状)。

3. 分小组分别进行 10 个案例的分析,将每个案例的分类情况填入表 5-2。

表 5-2　10 例婴幼儿跌落案例分类表

编号	案例概况	同一层面跌落	从一个层面到另一个层面跌落
1			
2			
3			
4			
5			
6			
7			
8			
9			
10			

4. 分类完成后,各组派出一位代表在课堂上分享参加此次活动的心得体会(每位分享时间控制在 5 分钟内),随后大家对跌倒概念及分类等进行交流、讨论。

（三）实训评价要点

1. 小组成员的参与性,小组讨论的积极性。
2. 小组成员对跌倒概念的掌握性,对婴幼儿跌倒进行明确分类。

任务二 理解婴幼儿跌倒的原因

案例导入

兰兰,2.5岁,托班小朋友。课间上洗手间时,洗手间地上有小朋友洗手后甩出的水,老师没有注意,兰兰也没有注意到地面的水,滑倒了,肘部着地,出现疼痛。

思考:兰兰发生跌倒的危险因素有哪些? 照护者应该注意哪些问题才能避免此类事件的再次发生?

任务要求

1. 掌握婴幼儿跌倒常见的人员因素。
2. 掌握婴幼儿跌倒的哈顿矩阵模型。
3. 了解婴幼儿跌倒常见的环境因素与产品因素。
4. 提高婴幼儿托管期间跌倒风险的识别能力。

一、婴幼儿跌倒常见的个人因素

婴幼儿日常生活中发生跌倒的风险因素往往与孩子自身发育情况、看护者状态、生活环境,以及使用产品情况相关。众多临床案例表明,在孩子身上发生的跌倒事故与孩子的成长发育紧密相关,这一点在孩子出生后5个月到3岁时体现得更为明显。

儿童出生后运动发展遵循着"二抬三翻六会坐,七滚八爬周会走"的规律。多数儿童会在3月龄左右开始学会翻身,如果家长把孩子放在没有栏杆的床上移开视线后,孩子可能翻身跌落。到5月龄时,儿童可以初步坐着,通常会靠着椅背或沙发呈现半躺半坐的姿势,身体稍向前倾斜。6月龄左右,儿童开始学着独立地坐着,但有时会倒向两边。7月龄左右,能够自己坐稳,坐着时可以扭转身去拿自己想要的东西。在坐的过程中,孩子坐不稳或者扭转身的过程中可能会发生跌倒事故。10月龄开始,多数儿童可以扶着东西站立。11月龄时,多数儿童能够独自站立、弯腰和下蹲,在站立的过程中,没有大人帮扶或者没有物品扶着时,可能会发生跌倒。1岁以后能够独立向前迈步。儿童在13~18月龄时开始学会跑,但是步伐和节奏不均匀,上下肢动作不协调,容易跌倒。2岁左右开始到处跑,并能独自上下楼。3岁的儿童能够做双脚离开地面,身体向上腾空跳起的动作。在孩子跑跳的过程中,容易发生跌倒

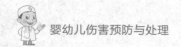

事故。婴幼儿一旦会翻身、站立、行走、奔跑等,视野更加广阔,探索的欲望更加强烈,尝试的机会增多。他们会爬到家具和运动器材上,会尝试上下楼梯,会对窗外的风景感兴趣,但他们识别跌倒风险的能力低,就会发生从建筑物、楼梯、家具等处跌倒的事故。

此外,0～3岁儿童会用独特的交流技能与旁人交流。他们所特有的手势、动作、姿势成为信息交流的重要手段,在家长无法理解儿童的语言和肢体语言的状态下,孩子会比较着急,想用更大的动作进行表达,而容易发生跌倒。

2岁前的儿童能够从自身运动的不和谐性以及生活的小细节中感受幽默,如女孩子穿妈妈的高跟鞋,男孩子穿爸爸的鞋子,在行走的过程中也会出现跌倒。观看动画片后,部分儿童可能模仿动画片的人物,做一些危险的动作,如披上床单做飞人等行为动作,而发生跌倒。

二、婴幼儿看护的成人因素

婴幼儿看护的成人因素包括家庭结构、托幼机构环境、看护人本身等,家庭的关系发展情况与孩子看护的紧密与否有关,看护人对跌倒风险的认知决定了其在看护过程中的行为。

1. 家庭关系发展特点

由于社会发展现状,很多家长因工作等无法顾及孩子,将孩子交给老人,在很多家庭出现溺爱、放任型的教养方式。溺爱型家庭对于孩子做的事情,即使有危险,如孩子站在凳子上或阳台边上,家长也会放松,让孩子去做他喜欢的事情。而放任型家庭关系中家长采取放任态度,对孩子的不安全行为不加干预,这两种类型家庭的儿童,容易发生跌倒事故。

2. 机构中的发展特点

教育是人类社会的重要领域之一,随着社会的发展,0～3岁儿童早期教育机构逐渐发展形成。在教师群中不乏放任性倾向和溺爱性倾向较高的教师,这类教师对于儿童跌倒事故的发生预见性相对匮乏。在孩子玩耍的过程中,就会出现跌倒事故。

3. 看护人的因素

(1) 在看护过程中,成人照护状况可能影响婴幼儿是否发生跌倒或跌倒后的损伤程度。

(2) 照护者、儿童保育者和教育工作者关于跌倒风险的意识不足。如杂物乱堆积、孩子的玩具不及时收纳、地面的水不及时擦干净等。在本案例中,照护者没有发现洗手间地面的水渍,没有及时清理,导致兰兰跌倒。

(3) 存在侥幸心理,放松对婴幼儿的照护。如教师私自离开被照护的儿童,家长离开孩子等。在本案例中,照护者没有带兰兰如厕,让其自己独自去洗手间,而年幼的兰兰对于地面上水的风险无意识。

(4) 对婴幼儿在家中、教室内奔跑、攀爬等放任不管。

(5) 照护者、儿童保育者和教育工作者怀抱孩子的过程中分散精力。

(6) 在没有集中精力看护的状态下,家长/照护者/保育者将婴幼儿放在较高处。

三、婴幼儿跌倒的环境因素

无论是家庭还是托幼机构存在以下情况:地面湿滑、杂物堆积、玩具乱放,或者家具放置时没有进行固定,摆放不合理;对于有边缘或尖锐的角的家具没有防撞角、防撞条等保护设施;家具或教学柜子的抽屉能够随意打开;窗台、阳台在装修过程中采用开放式,没有保护措施(图5-2),或者将桌椅板凳、小床等可供攀爬的物品放在了下面。这些情况都有可能造成婴幼儿的跌倒。

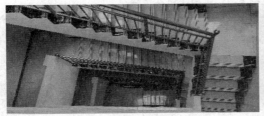
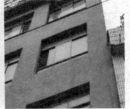

图5-2　自建楼房房内楼梯、窗台开放

四、婴幼儿跌倒的产品相关因素

婴幼儿成长过程中使用的各类产品也可能导致跌倒发生。如在同一平面跌倒的事故中,常见的不安全产品为婴幼儿的鞋子,大小不合适,不防滑,容易在行走过程中跌倒;门窗安装没有进行定期检查而松动,或者栅栏间隙过大,或者没有窗户限位器和栅栏等导致高空坠落(图5-3);婴幼儿使用的婴儿床不符合标准,也是其中原因之一。

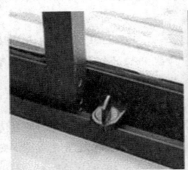
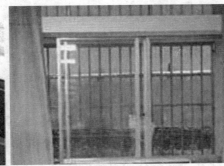
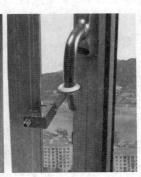

图5-3　栅栏和窗户限位器

五、婴幼儿跌倒的哈顿矩阵模型(Haddon matrix)

哈顿矩阵模型的原则就是在各种危险因素的"源头"控制伤害的发生,2008年世界卫生组织和联合国儿童基金会共同发布的《世界预防儿童伤害报告》中给出了儿童跌倒危险因素的哈顿矩阵模型(见本书第26页表2-1)。

【实训】 运用哈顿矩阵模型进行婴幼儿跌倒事件危险因素分析

(一)实训要求

1. 能自学跌倒的哈顿矩阵模型的相关知识。
2. 能够熟悉婴幼儿跌倒的常见风险因素。
3. 能够运用哈顿矩阵模型进行跌倒风险因素分析。

(二)操作方法

1. 每4~6人分成一个小组,组长将小组成员信息及分工情况填入表5-4。

表5-4 小组成员分工表

小组成员	学号	姓名	任务分工
组长			
组员			

2. 分小组进行文献查阅,学习与讨论婴幼儿跌倒的哈顿矩阵模型。

3. 分小组分别对3个案例利用哈顿矩阵模型,分析该案例发生的危险因素。将每个案例的分析情况填入表5-5。参考答案可扫码看。

案例1 多多,3岁,小班。一天中午,大部分幼儿都睡着了,还有个别幼儿没有入睡(其中就有多多)。这时,值班教师到别的班去倒水,并聊了一会儿,待她回班后,发现多多坐在地上哭,问了原因,原来是刚才教师外出后,他在地上跑着玩,不小心跌倒,头撞在床角上了。教师抱着孩子,安慰了几分钟,多多就睡着了。多多午睡醒后,头上肿了个包。放学时,教师给家长简单讲了一下情况。

案例2 楠楠,2岁5个月,托班。学校放假,跟着奶奶在家。妈妈早上上班,奶奶抱着楠楠在阳台上看风景,阳台窗户打开,楠楠在奶奶怀抱里不停地挣扎,想挣脱奶奶的怀抱。奶奶的力气散尽,一个没有抱稳,楠楠自4楼阳台掉落到1楼的水泥地面。邻居打了120,没有随意搬动楠楠,120将楠楠送到医院。重症颅脑损伤,经救治无效死亡。

案例3 小小,9月龄,托幼班。保育老师抱着小小在教室内安排其他的事情。没有看清地面,被地面的水一滑,跌倒了,怀中的小小也从怀中飞出,掉到地板上。保育老师赶紧抱起来,安抚哭闹的小小。小小很快睡着了。保育老师以为没有什么事情,结果妈妈来接小小的时候,小小还没有醒,而且叫不醒。赶紧送至医院,检查发现小小颅内出血。手术治疗后恢复尚可。

参考答案

表5-5 婴幼儿跌倒危险因素的哈顿矩阵模型

跌倒发生阶段	跌倒相关因素			
	人(儿童)	物(作用物)	环境(物理环境)	环境(社会经济环境)
发生前				
发生时				
发生后				

4. 分析完成后,各组派出一位代表在课堂上分享参加此次活动的心得体会(每位分享时间控制在5分钟内),随后大家对婴幼儿跌倒危险因素分析等进行交流、讨论。

(三)实训评价要点

1. 小组成员的参与性,小组讨论的积极性。

2. 小组成员对跌倒哈顿矩阵模型的掌握度。

任务三　掌握婴幼儿跌倒的安全预防

案例导入

蓝蓝,男,10月龄。保育老师将蓝蓝放在尿布台上,老师忘记把新的尿不湿放在台上,转身拿尿不湿的瞬间,蓝蓝翻身,从尿布台上跌落至水泥地面。上肢先着地,到医院检查发现上肢骨折,要用石膏托固定。

思考:蓝蓝自尿布台上跌落的风险有哪些? 老师可以做到哪些预防措施?

任务要求

1. 掌握预知婴幼儿跌倒的风险、规避风险的技巧。
2. 能够通过改善环境及行为,减少甚至避免婴幼儿跌落的发生。
3. 提高安全保育意识和能力。

一、婴幼儿同一平面跌倒的预防

识别出婴幼儿同一平面跌倒的风险,需要进一步进行危机管理,预防同一平面跌倒。可以从以下三个方面着手:

第一,掌握同一平面跌倒风险,对每次的同一平面跌倒事故形成文书。

第二,家人或教育机构对同一平面跌倒事故进行分析、评价,针对风险形成对策。

第三,施行形成的对策:

(1)保育老师及家长需要及时清理地面的杂物;

(2)保育老师及家长需要及时收纳婴幼儿的玩具;

(3)保育老师与家长始终保持地面干燥,当地面有水渍时及时擦干;

(4)无论是托幼机构还是家庭,都要从婴幼儿的视角摆放及固定家具;

(5)对于桌角、床的边缘等可以有效使用防撞条、防撞角等防护措施,以减轻损伤(图5-4);

(6)保育老师自觉学习健康管理技巧与技能;

(7)照护者、保育老师和教育工作者看护婴幼儿时需精力集中,做到有效看护,及时终止婴幼儿的危险动作和行为;

(8)在婴幼儿成长过程中,教育婴幼儿行走、奔跑和跳跃的技能。

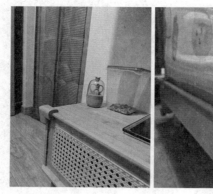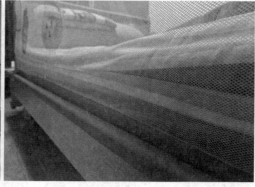

图 5-4　防撞角与防撞条

二、婴幼儿从一个平面至另一平面跌倒的预防

同一平面跌倒会导致不同程度的伤害,但通常不会致命。从一个平面至另一平面跌倒往往会导致较严重的损伤,婴幼儿跌倒常见的损伤是头部和四肢骨折。因可能会受到公共卫生举措和政府法规的影响,故自建筑物和窗户处发生的坠落受到广泛关注。纽约市发起的"儿童不能飞"计划、波士顿发起的"孩子不能飞"倡议有效地减少了儿童自窗户跌落的案例。这些计划表明公共卫生运动和政策变化、一些有效的防护措施可以成为减少婴幼儿自一个平面至另一个平面跌倒的有效干预措施。这里主要介绍三种措施。

1. 有效照护

应提高照护者、保育老师和教育工作者关于自一个平面至另一个平面跌倒的风险意识。婴幼儿始终在照护者、保育老师和教育工作者的有效照顾下,婴幼儿照护者、保育老师和教育工作者应在照护婴幼儿时,不看手机、不做其他的事情,不把婴幼儿单独留在一个空间内(教室内、家内等),并且要时刻关注婴幼儿的去向。如果婴幼儿在校园内玩滑梯或其他设施时,保育老师等需要维持秩序,不要让他们头向下滑或做其他不合适的动作。如果需要对婴儿做一些操作,如导入案例中更换尿不湿的动作时,需要提前准备各项物品,始终将婴儿放在自己能够保护的位置。

2. 创建安全环境

(1)窗户、阳台安装栏杆、窗户限位器、护栏等,栏杆、护栏的间隙适中;

(2)楼梯口装门,放置固定的铃铛(图 5-5);

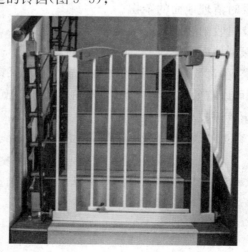

图 5-5　楼梯口栅栏

（3）地面和运动场所地面放置缓冲垫（图5-6）；

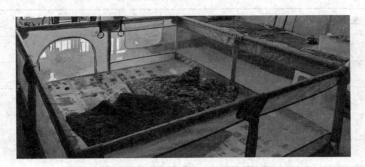

图5-6 缓冲垫

（4）睡床、尿布台固定，三边可放置栅栏或围栏（图5-7）；

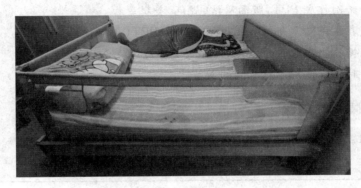

图5-7 床围栏

（5）地面及时打扫，保证没有引起婴幼儿绊倒、滑倒的小玩具、水渍等；

（6）定期检查家具、窗台、阳台、运动用品的安全性。

3. 安全教育

（1）定期对儿童保育者和教育者进行培训及考核；

（2）家长定期接受相关教育。

视频

如何预防
孩子高坠

 【实训】 制作婴幼儿跌倒的干预方案

跌倒在婴幼儿成长过程中发生率较高，经过有效的干预措施大部分都是可以预防的。不同的跌倒危险因素各不相同，但又有共同点。请查找相关资料，整理婴幼儿跌倒的预防方式方法，并进行汇总，汇报中应阐述干预原理，同时根据跌倒案例给出干预方案。

（一）实训要求

1. 能查找婴幼儿跌倒预防的知识、政策。

2. 能整理并汇总婴幼儿居家与托幼机构中跌倒的干预方案及原理。

3. 能制作分享婴幼儿跌倒预防的课件并汇报。

（二）操作方法

1. 每4~6人分成一个小组，组长将小组成员信息及分工情况填入表中（表5-6）。

表 5-6　小组成员分工表

小组成员	学号	姓名	任务分工
组长			
组员			

2. 各组查阅相关知识,收集资料后整理干预方法及政策,内容应科学、全面、实用,特别是需要整理适合中国国情的内容,文字表述通俗易懂。

3. 将整理的资料制作成 PPT,版面简洁、规范、美观。

4. 各组派出代表在课堂上介绍自己小组制作的 PPT(介绍时间控制在 4~5 分钟)。

5. 全班同学根据各组代表的介绍,点评优势与不足。

6. 整理内容同时可以适用于对家长的教育。

(三) 实训评价要点

采取自评、小组互评和教师评价相结合的方式,完成考核评价(表 5-7)。

表 5-7　考核评价表

项目名称	评价内容	分值	评价分数		
			自评	互评	师评
知识考核	查阅及收集的资料全面、科学、实用	10			
	PPT 结构规范、清晰	10			
	PPT 对于家长教育实用性强	20			
	汇报展示有特色,表述流畅,课件简洁、规范、美观	10			
综合素质考核	有较强的团队合作能力	10			
	态度认真,做事细致	10			
	批判性思维体现较好,有自己的观点(结合国情)	20			
	积极完成任务	10			
合计		100			
总评	自评 40%+互评 40%+师评 20%=			教师签名:	

任务四　熟悉婴幼儿跌倒的现场急救

案例导入

辛辛,2岁10个月,托班。放学了,辛辛的奶奶还没有来接他。辛辛在校园内奔跑,与另外一个也在跑的小朋友发生了碰撞,跌倒在地。膝盖皮肤擦伤有出血,前额碰到了地上。老师给辛辛膝盖进行消毒、止血,并让辛辛自己活动下肢,辛辛能够自己活动,并告诉老师他不想吐。老师交代来接辛辛的奶奶,回家后一定注意辛辛是否想睡觉、不吃饭等等。

思考:辛辛跌倒后发生了哪些损伤? 对于这些损伤如何进行现场急救? 保育老师应如何跟家长沟通?

任务要求

1. 熟悉婴幼儿跌倒后的观察事项。
2. 能够掌握正确处理婴幼儿跌倒后出现的小伤口的方法。
3. 了解与家长沟通的技巧。

一、婴幼儿跌倒损伤严重程度的相关因素

婴幼儿跌倒后可能有损伤,其损伤的严重程度与以下因素相关。

1. 跌倒高度与体重

物理学冲击力公式 $F=Mg(h/\Delta h)$。F 为冲击力,M 为人的体重,g 为重力加速度(常数),h 为跌倒高度,Δh 为从碰撞开始至身体静止的过程中身体重心移动的距离。根据这一公式,自一个平面至另一个平面的跌倒,人体重量越大,跌倒高度越高,所受的冲击力也就越大,所受损伤也就越重。可以推算对同等高度的跌倒,体重重的婴幼儿较体重轻的损伤重。

2. 地面(物体)情况

根据冲击力公式,Δh 越大,冲力越小。如跌倒平面柔软而有弹性(湿泥地面、草地、有缓冲垫的地面),Δh 值比水泥地面大,因此身体受的损伤就会减轻。

3. 中间物

人体从起点到跌倒着地,中间如有缓冲物,身体下落时又会触及,可以起到缓冲作用,使人体接触地面时力量减少,损伤减轻一些。如在高坠过程中,有树或者柔软有弹性的雨棚遮挡,坠落者损伤相对减轻。

4. 着地部位与接触方式

跌倒时,着地部位经常是头部、足跟、臀部。如头部着地可能会造成头部损伤、颈椎损伤等,如脚跟

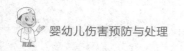

着地可能会导致跟骨及下肢的骨折、脊髓甚至颅内脑挫伤等。

二、婴幼儿跌倒现场勘查

婴幼儿跌倒的现场,以导入案例为例,照护者、保育老师和教育工作者要从以下三个方面进行勘查:

（1）确定跌倒起点与着地点:对于该案例中的小辛着地点是膝盖与前额部。

（2）确定跌倒的空间:案例中小辛是在操场这个比较宽敞的环境下跌倒的。

（3）了解跌倒的原始姿势。

三、婴幼儿跌倒的检查要点及紧急处理

1. 评估

婴幼儿跌倒后,不要急于抱起,要先快速评估。评估婴幼儿是否有精神异常（哭闹不止、烦躁、昏迷、意识不清等）,是否有呕吐,是否有创面（位置、大小、出血情况、是否有异物等）,评估肢体自主运动情况。

2. 紧急处理

（1）婴幼儿昏迷或精神异常,需要呼叫 120 急救。

（2）婴幼儿如心跳呼吸停止,呼叫 120 的同时进行心肺复苏。

（3）婴幼儿意识清晰,有喷射性呕吐,紧急送医。

（4）婴幼儿意识清晰,无呕吐,与平日无殊,无创面,可观察,并做好送医准备。

（5）对于小的创面如血肿,在 24 小时内可以冷敷,24 小时后进行热敷,但需要密切观察血肿的大小改变,当血肿比较大,或者在观察过程中血肿变大需要及时就医;对于小的皮肤擦伤或很小的伤口,判断出没有神经、血管损伤的情况下可以进行冲洗—消毒—包扎;对于有活动性出血,或者创面较大、无法进行正确处理的情况,需要在保护创面的情况下同时快速就医。

（6）观察的过程中,婴幼儿出现任何异常均需送医。

本案例中小辛与同学碰撞后跌倒,能够自己站立起来,四肢活动自如,无疼痛,膝盖有皮肤擦伤,没有大的伤口,无活动性出血,前额处也没有伤口,无血肿形成,小辛自己没有恶心、呕吐、精神异常。初步判断病情比较稳定。对于膝盖的小创面老师进行消毒,虽然处于放学期间,小辛没有及时离开学校,保育老师仍然与家长进行了沟通,并叮嘱了注意事项,家长表示理解。

 【实训】 学会紧急处理跌倒擦伤

通过跌倒擦伤的紧急处理,了解跌倒伤的处理。

（一）实训要求

熟悉跌倒擦伤的处理方法。

（二）操作方法

1. 擦伤的判断

（1）浅擦伤:表皮擦伤,有少量组织液渗出,几乎不出血,伤口稍微疼痛。

（2）深擦伤:伤口较深,渗出较多,有出血,疼痛明显。

（3）特殊的煤渣擦伤：跑动中摔倒，身体某一部分与地面摩擦致伤。伤时，地面有煤渣或砂砾，形成深浅擦伤交错的伤面，煤渣或砂砾嵌入皮肤深层。凡有煤渣或砂砾的部位，多为深擦伤或更深的创伤。

2．浅擦伤的处理

（1）根据创面分类，判断出擦伤大致为浅擦伤。

（2）浅擦伤处理前准备物品：生理盐水、碘伏、抗生素软膏、优拓、纱布。

（3）洗手或手卫生，戴无菌手套。

（4）检查婴幼儿擦伤位置有无血管、神经损伤，有无异物嵌入。

（5）生理盐水冲洗创面。

（6）碘伏轻触创面消毒。

（7）抗生素软膏涂抹创面。

（8）根据情况（年龄小，容易抓挠创面者），可以使用优拓与纱布覆盖创面。

3．与家长沟通告知处理过程，并叮嘱注意观察创面改变，不要让小朋友抓挠创面，必要时带孩子就医

（三）实训评价要点

1．熟悉擦伤分类，并能初步判断。

2．动作轻柔。

3．详细告知家长。

思政园地

2021年国务院印发《关于推进儿童友好城市建设的指导意见》（发改社会〔2021〕1380号）。在推进成长空间友好，提升城市空间品质和服务效能中，提出加强城市学校服务设施和场地适儿化改造。同时提出健全儿童跌倒这一易发意外事故预防和处置机制。

请思考：①《关于推进儿童友好城市建设的指导意见》是否对现有的托幼机构、社区和家庭提出了更高的要求？②婴幼儿托育服务从业人员应如何提高自身职业素养？

模块小结

跌倒是指突发、不自主的、非故意的体位改变，倒在地上或更低的平面上，又称为跌落。跌倒占儿童伤害的半数以上。儿童跌倒根据水平面可分为从一个平面至另一个平面的跌落和同一平面的跌倒两类。跌倒与跌伤是因与果的关系，在专业领域"跌倒/跌落"一词指代了跌倒伤害或跌伤。照护者需要熟悉跌倒的概念及分类。婴幼儿在成长过程中，跌倒由其自身生长发育特点所致，也与照护者的照顾有关，同时环境与产品也与婴幼儿跌倒有关。照护者可以使用哈顿矩阵来分析婴幼儿跌倒的风险，从而提高其对跌倒的认知，要学会识别和评估这些风险，掌握预防方法与策略，同时熟悉跌倒的紧急处理方法。

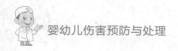

在线练习

思考与练习

一、单项选择题

1. 以下哪项为同一层面的跌倒?(   )
   A. 被地面的水滑倒　　　　　　　　　B. 自楼梯上滚落
   C. 自酒楼台阶上摔下　　　　　　　　D. 自一楼摔至地下一层

2. 以下与婴幼儿跌倒有关的是(   )。
   A. 在床上蹦跳　　　　　　　　　　　B. 在湿的地面奔跑
   C. 穿着妈妈的高跟鞋走动　　　　　　D. 以上都是

3. 以下哪项是婴幼儿跌倒的环境因素?(   )
   A. 开放式阳台　　　　　　　　　　　B. 使用窗止固定窗户,窗户无法完全打开
   C. 地面干燥,没有杂物　　　　　　　D. 桌角有防撞角

4. 在多多发生同一平面跌倒的风险因素中不包括以下哪点?(   )
   A. 教师在旁边看护　　　　　　　　　B. 地面有没有收拾的玩具
   C. 多多不睡午觉,自己下地玩耍　　　D. 午睡床在活动教室内

5. 与跌倒损伤严重程度无关的是(   )。
   A. 婴幼儿体重　　　　　　　　　　　B. 跌倒高度
   C. 跌倒着地面　　　　　　　　　　　D. 婴幼儿睡眠状态

6. 婴幼儿跌倒后,照护者处理有欠缺的是(   )。
   A. 评估　　　　　　　　　　　　　　B. 创面出血不止,持续在家进行止血,不送医
   C. 婴幼儿跌倒后,昏迷需送医　　　　D. 无法判断婴幼儿伤口情况,需送医

二、多项选择题

1. 以下属于一个平面至另一个平面跌落的是(   )。
   A. 从3米高树上掉落　　　　　　　　B. 自楼梯上滚落
   C. 自家长肩上掉落至地面　　　　　　D. 自一楼摔至地下一层

2. 小小跌倒后,保育人员做法有欠缺的是(   )。
   A. 没有评估就抱起小小　　　　　　　B. 安抚小小
   C. 没有进行全身检查　　　　　　　　D. 小小睡着后,没有进行实时观察

3. 能够有效预防自一个平面至另一个平面跌倒的方法有(   )。
   A. 有效照看婴幼儿　　　　　　　　　B. 更换尿布时,始终有一人看护婴幼儿
   C. 阳台安装没有锁的窗户　　　　　　D. 阳台下方放置板凳,便于幼儿观察外面的风景

三、判断题

1. 跌倒就是跌伤。　　　　　　　　　　　　　　　　　　　　　　　　　　　(   )
2. 儿童刚学走路时,只要走路就会跌倒。　　　　　　　　　　　　　　　　　(   )
3. 婴幼儿靠近门的沟槽可能会发生跌倒事故。　　　　　　　　　　　　　　　(   )
4. 婴幼儿跌倒与产品无关。　　　　　　　　　　　　　　　　　　　　　　　(   )
5. 同一平面跌倒是没有办法预防的。　　　　　　　　　　　　　　　　　　　(   )
6. 阳台安装普通纱窗即可预防婴幼儿发生跌倒。　　　　　　　　　　　　　　(   )
7. 在预防自建筑物跌落的有效措施中,可以借鉴"儿童不能飞"的计划。　　　(   )
8. 婴幼儿跌倒损伤严重程度与体重无关。　　　　　　　　　　　　　　　　　(   )

9. 婴幼儿跌倒后与平日无差异,不需要观察。　　　　　　　　　　　　　　　　(　　)

四、简答题

1. 跌倒与跌伤的关系?

2. 如何用哈顿矩阵模型评估婴幼儿跌倒事故中的风险因素?

3. 有哪些措施可以用于预防婴幼儿自一个平面至另一平面的跌倒?

4. 婴幼儿跌倒现场需要做哪些工作?

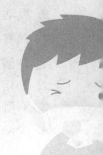

模块六
婴幼儿交通相关损伤

模块导读

　　随着汽车、电瓶车/电动车、自行车用量与驾驶人数量的增加，人、车、路之间的矛盾日益激化，根据中国疾控中心的数据，道路交通伤害已成为中国儿童第二位伤害死因。交通安全问题不可忽视，其中婴幼儿交通伤害成为了一个明显的社会问题。因此，保育人员需要知晓婴幼儿交通安全的风险因素和伤害类型，防患于未然。

　　本模块主要阐述婴幼儿交通伤害的分类、常见原因和预防措施。要求学生在理论学习的基础上能够熟练掌握婴幼儿交通伤害的发生原因，可以独立且熟练地完成婴幼儿交通安全风险因素的识别，并了解婴幼儿交通伤害的现场急救。

学习目标

1. 掌握婴幼儿交通伤害的相关风险因素。
2. 熟悉婴幼儿交通伤害预防措施。
3. 熟悉交通伤害概念。
4. 了解婴幼儿交通伤害的现场急救。
5. 树立对婴幼儿交通伤害预防的高度责任感和严谨的工作态度，爱护婴幼儿。

内容结构

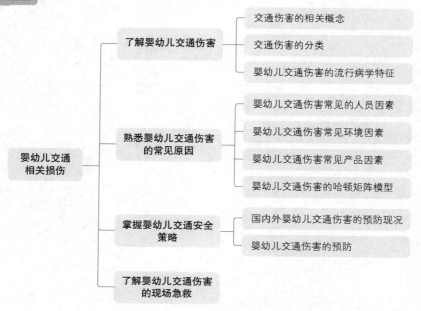

任务一　了解婴幼儿交通伤害

案例导入

2012年5月21日,一辆车牌号为川A40149,满载幼儿园学生、老师和家长的旅游大巴车,由成都琉璃立交向桂溪立交行驶时,在琉璃立交桥下桥处发生侧翻。此次事故共造成20名人员受伤,1名孩子重伤。

思考:案例中发生的事故属于哪一类交通伤害? 你还知道哪些类似案例?

任务要求

1. 了解交通伤害的相关概念。
2. 了解交通伤害的分类。
3. 了解交通伤害的流行病学特征。

一、交通伤害的相关概念

与交通伤害有关的概念包括交通安全、交通事故和道路交通伤害。

交通安全是指人们在道路上进行活动、玩耍中,按照交通法规的规定,安全地行车、走路,避免发生人身伤亡或财物损失。

交通事故(traffic accident)是指车辆在道路上因过错或者意外造成人身伤亡或者财产损失的事件。交通事故不仅是由不特定的人员违反交通管理法规造成的,也可以是由地震、台风、山洪、雷击等不可抗拒的自然灾害造成。

道路交通伤害是道路交通碰撞造成的致死或非致死性损伤。道路交通碰撞是指发生在道路上、至少牵涉一辆行进中车辆的碰撞或事件,可能导致伤害,也可能不导致伤害。

二、交通伤害的分类

在国际疾病分类(ICD-10)(图6-1)中,交通事故伤害划归为发病和死亡的外部原因的补充分类,是指涉及主要为或者主要正在使用为运送人员或者活物从一处到他处的设备装置的任何事故而导致的伤害,属于疾病范畴。

从图中可以看出,交通事故包括了陆地交通、水上交通和航空交通,在本模块中,我们主要讨论常见的陆地交通。根据受伤者道路使用的类型,可以将道路交通伤害分为步行者道路交通伤害、非机动车驾驶员和乘员道路交通伤害、机动车驾驶员和乘员交通伤害。0~3岁婴幼儿在参与交通的过程中可能是步行者、非机动车乘员或机动车乘员的身份。本任务案例中,幼儿以机动车乘员的身份受伤。

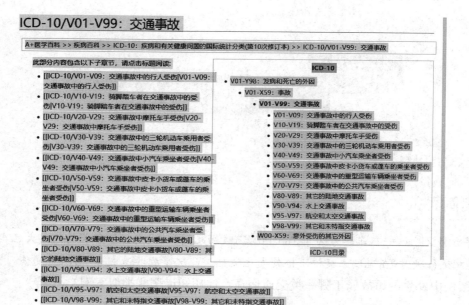

图 6-1 ICD-10 交通事故分类

三、婴幼儿交通伤害的流行病学特征

国内外众多文献报道，交通事故是 0～14 岁儿童意外伤害的最常见原因。根据全国死因监测系统数据，2018 年全国共有 589 名 0～3 岁婴幼儿因道路交通伤害死亡，粗死亡率约为 4.55/100 万。《全国伤害监测数据集》(2016—2020 年)[1][2][3][4][5]显示(表 6-1)，2016—2020 年，1 岁以内交通事故伤占同龄伤害的比例在 2.02%～4.96%，1～4 岁年龄组的构成比在 3.87%～6.40%，特别是 1～4 岁年龄组交通事故伤害逐年有下降趋势。伤害就诊病例中，男童多于女童，发生时间主要集中在 5～7 月份。伤害车型以汽车和摩托车/电动车/电瓶车为主；在道路上行走时以被机动车/非机动车撞伤为主；在交通工具上受伤时以跌落/车内撞击为主。伤害部位以头部、体表和下肢为主。

表 6-1 中国 0～4 岁婴幼儿交通事故伤害

	2016 年		2017 年		2018 年		2019 年		2020 年	
	例次	构成比(%)	例次	构成比(%)	例次	构成比(%)	例次	构成比(%)	例次	构成比(%)
<1 岁	99	3.97	125	4.96	85	2.91	169	3.32	83	2.02
1～4 岁	3 420	6.40	2 649	5.54	3 222	5.22	5 262	4.70	3 718	3.87

美国疾病控制与预防中心(CDC)的一项报告显示，2 岁、13 岁和 14 岁的儿童是行人死亡人数最多的人群(图 6-2)。从出生到 2 岁的儿童更有可能遭受非交通相关的行人伤害，包括发生在车道、停车场和人行道上的伤害。男孩比女孩更容易受到致命伤害，0～4 岁的儿童是最危险的。放学后和黄昏时分是儿童行人最危险的时间，55% 的致命事故发生在下午 3 点至 7 点之间。

---

① 中国疾病预防控制中心慢性非传染性疾病预防控制中心. 全国伤害医院监测数据集(2016)[M]. 北京：人民卫生出版社, 2018：21.
② 中国疾病预防控制中心慢性非传染性疾病预防控制中心. 全国伤害医院监测数据集(2017)[M]. 北京：人民卫生出版社, 2019：15.
③ 中国疾病预防控制中心慢性非传染性疾病预防控制中心. 全国伤害医院监测数据集(2018)[M]. 北京：人民卫生出版社, 2020：14.
④ 中国疾病预防控制中心慢性非传染性疾病预防控制中心. 全国伤害医院监测数据集(2019)[M]. 北京：人民卫生出版社, 2021：16.
⑤ 中国疾病预防控制中心慢性非传染性疾病预防控制中心. 全国伤害医院监测数据集(2020)[M]. 北京：人民卫生出版社, 2022：16.

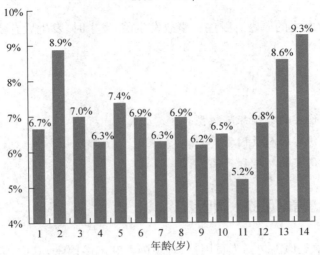

图 6-2 美国 CDC 2001—2005 年行人总体死亡率

 【实训】 学习婴幼儿交通伤害的内容

(一) 实训要求

1. 能自学交通伤害基本概念与分类。
2. 自学婴幼儿交通伤害的现状。

(二) 操作方法

1. 每人查阅一篇关于婴幼儿交通伤害的文献,进行阅读。
2. 通过文献阅读,对婴幼儿交通伤害的内容进行概述。
3. 班级内进行文献交流。

(三) 实训评价要点

1. 学习者的参与性和积极性。
2. 学习者对婴幼儿交通伤害的概况了解。

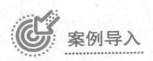

任务二 熟悉婴幼儿交通伤害的常见原因

案例导入

2012 年 12 月 24 日,江西省贵溪市发生一起面包车侧翻落水的事故,导致 3 名幼儿当场死亡,8 名

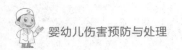

幼儿经抢救无效死亡,4名幼儿受伤。记者调查发现,这起事故背后的原因与历次发生的校车事故惊人地相似。

思考:这起交通事故发生的原因有哪些?事故发生前、发生时、发生后有哪些风险?

 任务要求

1. 掌握婴幼儿交通伤害的哈顿矩阵模型。
2. 熟悉婴幼儿交通伤害的人员因素。
3. 了解婴幼儿交通伤害的环境和产品原因。

一、婴幼儿交通伤害常见的人员因素

婴幼儿交通伤害的常见原因包括人员因素、环境因素和产品因素,其中,人员因素包括婴幼儿个体因素和看护的成人因素。

1. 婴幼儿个体因素

第一,0~1岁婴幼儿大多为室内活动,1岁可以走路,但走不稳,1~2岁较为活跃,3岁路面活动增加。幼儿自我保护意识和对环境的适应能力弱,无法对周围环境安全或危险做出正确的判断,同时,他们在理解各种景象和声音方面有困难,从而影响其判断正在移动的车辆的距离、速度和方向。

第二,婴幼儿特别容易专注在某一件事上而忽略身边的情况,他们可能因为看到汽车而兴奋地突然跑起来,或是因追球而冲出马路,或看到马路对面的父母而急切地横穿马路,因此易发生道路交通事故。据统计,儿童在步行时发生交通事故死亡人数最多,占总数的49.5%,其中62%的事故中存在儿童过马路时突然横穿猛跑、忽然加速或中途折返等行为[1]。

第三,由于婴幼儿个子较小,他们很难看见周围的交通状况,也很难被司机和其他人发现,容易引起汽车盲区内的交通伤害。

第四,发生道路交通事故时,婴幼儿因其头部占比大,比成人更容易出现严重的头部损伤。

2. 婴幼儿看护的成人因素

相比其他形态的交通事故,婴幼儿交通伤害的参与主体为保育人员、家长和婴幼儿。从家长层面来说,家长交通安全意识薄弱,交通安全知识匮乏,且法律意识淡薄,会直接将婴幼儿暴露于交通危险因素的环境中。从托幼机构的保育人员层面看,看护者缺乏交通安全意识和知识,容易形成忽略的心理。常见的照护相关危险因素如下:

(1) 让幼儿单独停留或行走在路上。
(2) 把婴幼儿单独留在车上。
(3) 让幼儿在马路边、停车场等有车辆的环境中玩耍。
(4) 下车时,让幼儿自己开门下车。
(5) 带幼儿外出未牵住幼儿。
(6) 幼儿把头、手或身体其他部位伸出车窗外。
(7) 抱着婴幼儿或让其独自一人坐在车内。
(8) 未使用适合婴幼儿的儿童安全座椅。
(9) 带幼儿闯红灯、不走斑马线、任由其在马路上随意跑动。

① 公安部道路交通研究中心.容易被忽视的十大儿童交通安全隐患细节[EB/OL].[2019-05-30](2023-03-30). https://www.sohu.com/a/317609456_601552.

（10）骑行电动车/电瓶车时，一车带两人。

（11）没有婴幼儿专用的非机动车安全座椅。

（12）将婴幼儿放置在自行车前筐，或将其独自放在非机动车后座。

（13）怀抱婴儿乘坐非机动车。

（14）使用不符合规格的汽车作为校车。本任务的案例显示，幼儿乘坐的汽车并非是校车，但其却承担了校车的任务。

（15）婴幼儿在校园内玩耍，无人看管，或无效看管。

（16）接送婴幼儿时在校园周围不遵守交通法规，乱停，乱放，车速不减。

二、婴幼儿交通伤害常见环境因素

道路交通环境的危险因素加剧了婴幼儿出行的危险，这些因素包括：

（1）校园内部允许机动/非机动车辆进入，并在校园内行驶。

（2）校园周围的道路混乱，未分隔人行道、非机动车道和机动车道。

（3）校园内停车场与幼儿玩耍区域未隔离开。

（4）幼儿骑行运动过程中的地面不平整，有异物或杂物堆放。

（5）居住环境中无人车分行通道。

三、婴幼儿交通伤害常见产品因素

无论是家长还是托幼机构的照护者，未给婴幼儿配备保护安全的设备，可能会增加个人伤害的发生或者加重损伤程度。常见的产品因素包括以下方面：

衣着：阴天或者天色暗的情况下，婴幼儿穿着暗色衣服，不易被车辆司机发现；骑行带婴幼儿时，给其佩长围巾。

安全约束系统：没有给婴幼儿使用合适的安全约束系统，如在乘汽车时，1岁以内的婴儿使用前向安全座椅，或者将座椅放在前排副驾驶位置；将小婴儿放在电动车/电瓶车上；安全约束系统发生过碰撞并有损伤的情况下继续使用等。本任务的案例从另一个侧面显示幼儿乘坐的汽车非校车，没有安全约束系统。

头盔：骑行时没有给婴幼儿佩戴头盔，或者自行车头盔使用在电瓶车/电动车/摩托车骑行中，或者继续佩戴已经有损坏的头盔。

四、婴幼儿交通伤害的哈顿矩阵模型

为了提升交通文明程度，减少婴幼儿交通伤害，我们可以通过哈顿矩阵模型来进行分析[①]。关于婴幼儿交通伤害的哈顿矩阵模型见表6-2。

通过哈顿矩阵模型中对婴幼儿交通伤害策略的分析，可以根据婴幼儿交通伤害发生的阶段（发生前、发生时、发生后）以及交通伤害的影响因素，动态、科学地分析预防婴幼儿交通伤害的策略。在物理环境、社会环境、人员及媒介四个层面全面策略的共同作用下，构建交通文明环境，明确婴幼儿交通伤害风险因素，从而减少甚至避免其发生。

---

① Haddon, W. (1972) A Logical Framework for Categorizing Highway Safety Phenomena and Activity. Journal of Trauma, 12, 193-207. http://dx. doi. org/10.1097/00005373-197203000-00002.

表6-2 婴幼儿交通伤害的哈顿矩阵模型

阶段	因素			
	人	媒介物	物理环境	社会环境
发生前	1. 婴幼儿发育情况：年龄；性别；活动水平；已有的残疾 2. 针对婴幼儿年龄的分阶段系统安全意识与教育 3. 交警执法力度	安全的机动车辆/非机动车辆	完善的交通安全体系	1. 交通管理政策 2. 国家标准 3. 父母等监护人的道路安全教育 4. 托幼机构看护人的道路安全教育 5. 行人装备
发生时	1. 儿童的体格和身体发展状况 2. 恰当地使用婴幼儿保护装置	1. 有效的车辆（机动车/非机动车）主动安全装置 2. 有效的婴幼儿保护装置（如儿童约束系统、头盔）	交通容错体系，智能交通布局	文明交通文化
发生后	1. 急救技术 2. 获得医疗救助	1. 车辆救援系统 2. 训练有素的救援人员	事故救援体系	现场人员施救

 【实训】 运用哈顿矩阵模型进行婴幼儿交通危险因素分析

（一）实训要求

1. 能自学交通伤害哈顿矩阵模型的相关知识。

2. 能够熟悉婴幼儿交通伤害的常见风险因素。

3. 能够运用哈顿矩阵模型进行交通伤害风险因素分析。

（二）操作方法

1. 每4人分成一个小组，组长将小组成员信息及分工情况填入表6-3。

表6-3 小组成员分工表

小组成员	学号	姓名	任务分工
组长			
组员			

2. 分小组进行文献查阅，学习与讨论婴幼儿交通伤害的哈顿矩阵模型。

3. 分小组利用哈顿矩阵模型，分别分析5个案例发生的危险因素。将每个案例的分析情况填入表6-4。

案例1 2013年5月23日，河南省某民办幼儿园，早上，幼儿园老师和校车司机接学生来校时，将一名3岁的幼儿遗忘在校车上，下午送学生回家时，发现该幼儿在校车内已死亡。

案例2　2012年3月20日上午,四川省巴中市南江春场坝某幼儿园一辆运送玻璃的长安小货车,在倒车时撞倒正在做操的4个小朋友,其中一人死亡,另外三人受伤,事发后,幼儿园负责人及时将伤者送入医院,交警事故中队立刻赶到现场进行查勘。

案例3　某托育园校门前接送车辆(机动车,非机动车,自行车)来来往往,没有明确人车分离,2岁的某幼儿看到妈妈后冲向马路,被过往的汽车撞倒,抢救无效死亡。

案例4　托育园放学后,两岁半的安安坐在妈妈的车后排,校园门口的车辆较多,被后面行驶的汽车追尾,安安头部撞在前排座椅后背,重型颅脑损伤。

案例5　2岁的麦子站在妈妈电动车座位前的位置,到校门口准备下车时,被后面的电动车一撞,麦子从车子上摔下,头部着地,硬膜外血肿,进行了手术治疗。

表6-4　婴幼儿交通伤害危险因素的哈顿矩阵模型

交通伤害发生阶段	跌倒相关因素			
	人	作用物	物理环境	社会经济环境
发生前				
发生时				
发生后				

4. 分析完成后,各组派出一位代表在课堂上分享参加此次活动的心得体会(每位分享时间控制在5分钟内),随后大家对婴幼儿交通伤害危险因素分析等进行交流、讨论。

(三) 实训评价要点

1. 小组成员的参与性,小组讨论的积极性。
2. 小组成员对交通伤害哈顿矩阵模型的掌握度。

任务三　掌握婴幼儿交通安全策略

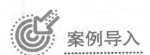

案例导入

案例1　Jerry,男,10月龄,乘坐儿童安全座椅(后向式)坐于后排中间位置,妈妈开车经十字路口,与其他车辆发生"T"型碰撞,妈妈在事故现场失去生命,Jerry的座椅脱落至前后排之间,Jerry安稳地坐于座椅内,后经检查发现仅有双侧股骨干骨折,无生命危险。

案例2　2022年1月9日下午,衢州,2岁幼童在自家骑"扭扭车"玩耍时,趁大人未注意溜出了大门口,与行驶而过的电动车发生碰撞,造成幼童受伤。

思考:两个案例一个是机动车乘客,一个是骑行人员,两种事故发生的严重程度不同,第一例虽然是高能量损伤,但孩子的损伤程度相对较轻,原因在哪里?对于这个孩子来讲有哪些保护措施?第二

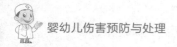

例小区内电动车碰撞,理论上能量较小,但损伤较严重,原因有哪些? 如果事故倒放,你可以给出哪些有效的预防措施呢?

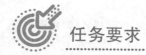 任务要求

1. 了解国内外婴幼儿常见交通伤害的预防现状。
2. 熟练运用哈顿矩阵模型进行婴幼儿交通伤害风险因素分析,并制定相应预防策略。
3. 掌握婴幼儿交通伤害(乘车、骑行、步行等)的预防方法。

一、国内外婴幼儿交通伤害的预防现况

1. 国外婴幼儿交通伤害预防现状

对婴幼儿交通伤害的预防,世界卫生组织先后出台了数份关于道路交通安全的出版物。其中在《世界卫生组织欧洲儿童伤害报告》中,世界卫生组织将关于减少 19 岁以下儿童机动车伤害的建议和关键战略分类为有效、有希望、证据不足、无效或有害。被认为有效的策略有:零容忍酒精法、关于最低法定饮酒年龄的法律、降低血液酒精浓度水平的法律、大众媒体宣传、儿童安全座椅、助推器座椅、摩托车头盔、自行车头盔、分级驾驶执照制度和后排座位位置。被认为证据不足的战略有:关于儿童座位使用教育方案、指定驾驶员方案、增加易受伤害道路使用者的能见度和以学校为基础的酒后驾驶指导方案。被认为无效的战略有:以学校为基础的驾驶教育。安全气囊和儿童、早期驾照的新手、青少年司机被归类为有害策略。

PrevInfad 工作组(西班牙初级儿科保健协会)最近更新了他们的建议(2019 年 4 月),并提供了一份综合文件,总结了关于预防儿童交通伤害措施的现有证据。PrevInfad 建议"初级保健专业人员应该对儿童约束系统的使用以及在自行车和摩托车上使用头盔提供咨询服务。且儿科专业人士在开展与初级保健有关的社区工作时,应在他/她的环境中参与和促进这类教育活动"。表 6-5 中总结了预防交通道路伤害的建议和证据来源,重点是儿童约束系统、头盔的使用和行人的安全教育。国际上对儿童使用乘客安全约束系统、骑行使用头盔等已经纳入法规,并加以强制执行。

表 6-5 预防交通道路伤害的建议和证据来源

建议	推荐干预的指南和(或)机构	证据来源
儿童安全约束系统 —正确使用儿童安全约束系统 —后向(使用年龄时长尽可能长) —位于后排中央座椅	—世界卫生组织 2008 年;欧洲地区 —世界卫生组织 2018 年;全球报告 —世界卫生组织 2009 年 —PrevInfad 2019 —皇家儿科和儿童健康学院(RCPCH) 2019 —疾病预防控制中心 2019 —欧洲安全 2006	儿童安全约束系统的使用: —Arbogast 2009;队列研究 —Zaloshnja 2007;队列研究 —Elliott 2006;队列研究 —Sauber-Schatz 2015;队列研究 后向式座椅: —MAPFRE 2011;西班牙总结报告 —McMurry 2018;队列研究 —Jakobsson 2005;瑞典 40 年队列 —Gloyns 2008;北东理事协会(ANEC)委托进行的欧洲研究 后排座位: —Lennon 2008;队列研究 —Kallan 2008;队列研究 干预措施促进: —Ehiri 2006;Cochrane 系统评价

（续表）

建议	推荐干预的指南和（或）机构	证据来源
头盔 —无论是自行车和摩托车的骑手还是乘客,所有儿童都要使用头盔	—世界卫生组织 2008;欧洲地区 —世界卫生组织 2018;全球报告 —世界卫生组织 2006 年 —PrevInfad 2019 —疾病预防控制中心 2019;CDC 提供了一套关于如何选择头盔、如何正确佩戴、如何保养以及何时更换头盔的建议 —美国社区预防服务工作组（USCPSTF）2013;关于通用摩托车头盔法的建议的有力证据 —欧洲安全 2006	—Owen 2012;Cochrane 系统评价 —Liu 2008;Cochrane 系统评价 —Macphersen 2008;Cochrane 系统评价 —Thompson 1999;Cochrane 系统评价 —USCPSTF 2013;文献综述
行人安全教育 —在夜间行人增加能见度 —在指定的人行横道或十字路口过马路 —在人行道或小路上行走;如果没有人行道或小路,面向车流,走在路沿上	—世界卫生组织 2008;欧洲地区 —世界卫生组织 2018;全球报告 —世界卫生组织 2013 —PrevInfad 2019 —RCPCH 2019 —疾病预防控制中心 2019 —英国国家健康临床优化研究院（NICE）2010 —欧洲安全 2006	—Kwan 2009 —Duperrex 2002;Cochrane 系统评价 —Turner 2004;系统评价 —Bunn 2003;Cochrane 系统评价

2. 国内婴幼儿交通伤害的预防现状

目前,我国没有针对儿童安全座椅的全国性立法,儿童安全座椅使用率较低。我国有 20 多个地方出台了针对强制使用儿童安全座椅的法律法规,但是执法效果一般,并且大部分地方没有针对此项条款有相应的处罚措施,导致很多城市虽有法可依,但鲜有人遵守。民众对于儿童安全座椅不重视,无法为儿童交通安全提供完善的法律支撑。

《中华人民共和国道路交通安全法》第五十一条规定:机动车行驶时,驾驶人、乘坐人员应当按规定使用安全带,摩托车驾驶人及乘坐人员应当按规定戴安全头盔。新的交通法,让更多骑行者佩戴头盔,但婴幼儿乘员佩戴者相对较少。整体来讲,我国全民的交通安全意识较为薄弱,尚需较长时间的认知与实施。

视频

儿童安全出行
你做到了吗?

二、婴幼儿交通伤害的预防

我们可以从以下六个方面预防婴幼儿交通伤害。

1. 校园内交通伤害预防

（1）校园内制定严格的机动车/非机动车行驶规范制度。

（2）校园内幼儿活动场所禁止机动车/非机动车的行驶。

（3）禁止幼儿至机动车/非机动车停放处、行驶周围玩耍或运动。

（4）校园门口及周围的交通特别是上学、放学阶段要维持好秩序,进行有效的人车分流。

2. 校车使用策略

（1）制定严格的规章制度规范校车接送幼儿。

（2）每次接送幼儿,必须严格执行规章制度,如下车时确保每个幼儿离开车辆,并且迅速离开汽车周围。

（3）校车应符合安全规定,如给幼儿配备安全座椅,并且能够使用安全座椅或其他适合的安全约束系统。

（4）校车接送幼儿过程中需正确使用儿童安全约束系统①。

（5）有幼儿乘坐的过程中校车需严格遵守驾驶规则，交通法规。

3. 正确使用婴幼儿乘客安全约束系统

案例 1 中，Jerry 因为正确使用了儿童安全约束系统，使得其在本次事故中幸存。

（1）儿童安全约束系统选择要遵循的三个原则：首先，要根据婴幼儿的年龄、身高、体重和生长发育情况，以及约束系统的标签说明选择；其次，要参照私家车或者校车的说明书进行选择；最后，要根据保育员、照护者或家长自身情况选择自己容易安装的约束系统。

（2）新生儿至 1 岁以内必须使用后向式安全座椅。建议 1～3 岁幼儿最好使用后向式座椅（体重根据座椅的后向承重说明）。也可使用前向式座椅。

（3）选好座椅后，需要正确安装。

① 座椅放置位置：后排座位中间是最佳位置，这个位置比两边靠门的位置都要安全，能降低孩子在汽车撞击中受伤的概率。但如果中间位置不具备安装条件，可把座椅安装于后排其他两个座位。

② 调节角度：后向性安全座椅都设有角度调节器，可以参照说明书和孩子的自身情况，按要求设置倾斜度，以保证孩子头部不往下坠。后向座椅的倾斜角度为 30°～45°。

③ 固定：牢固安装汽车儿童座椅，使其前后、左右移动不超过 2.5 厘米。

④ 调节肩带在合适的位置（图 6-3）。

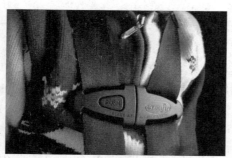

(a) 胸夹与胳肢窝平行

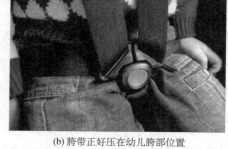

(b) 胯带正好压在幼儿胯部位置

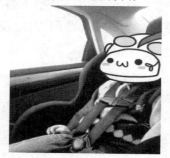

(c) 肩带紧贴肩部，后背不放置任何物品

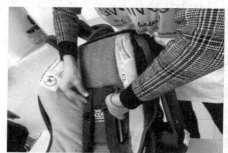

(d) 肩带系紧的标准：两个手指掐不出多余肩带

图 6-3　儿童安全座椅肩带调节

4. 正确使用婴幼儿骑行约束系统

幼儿在骑行三轮车、滑板车、轮滑，乘坐自行车、电瓶车等时，都要正确佩戴头盔。

（1）要给孩子正确选择头盔。根据孩子年龄和头部大小，选择符合婴儿和儿童用规范的自行车头盔。头盔受毁损后必须更换新的头盔。一般不建议 1 岁以内的孩子坐自行车。因为孩子的颈部没有

---

① 注：儿童乘客安全约束系统的设计是通过限制使用者身体的移动来减轻在车辆碰撞事故或突然减速情况下对使用人员的伤害。儿童约束系统包括：婴儿承载装置以及适于在车辆模式安装在车辆中的乘客座椅上的基座。婴儿承载装置还被配置成婴儿车模式被安装在婴儿车框架上。

发育完全，不足以承受头盔的重量。自行车头盔是否适用于轮滑、滑板车或电动车，需要参照自行车头盔说明（图6-4）。

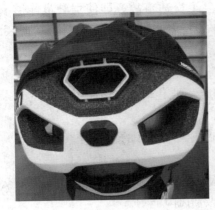
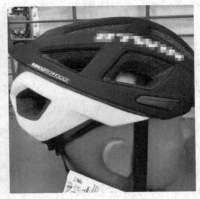

图6-4　儿童自行车头盔

（2）选择合适的头盔后，要给孩子正确佩戴。头盔要戴端正，前后不能倾斜。前沿距孩子眉弓2指宽。然后脸颊两侧的带子呈"Y"字型，交汇处位于孩子耳根部，卡扣扣在下颌处，张口时不紧也不松（图6-5）。

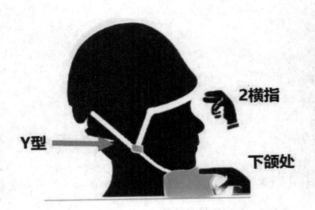
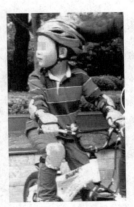

图6-5　正确佩戴头盔　　　　　　　　　　图6-6　正确佩戴护具

（3）除了佩戴头盔，在幼儿骑行时还要佩戴护腕、护膝、护肘等护具（图6-6）。

（4）用自行车载幼儿时建议使用专用座椅（图6-7）。

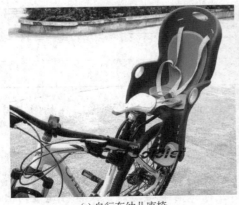
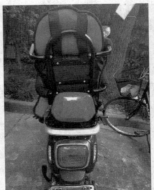
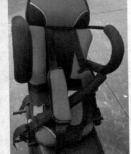

(a) 自行车幼儿座椅　　　　　　　　　　(b) 电动车与电瓶车儿童安全座椅

图6-7　儿童骑行安全座椅

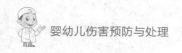

5. 步行安全

案例2中幼儿因为本身个头小,又骑在扭扭车上,更加显得矮小。突然冲出,幼儿的位置对于驾驶员来讲处于汽车盲区,驾驶员无法看到幼儿,而发生了交通事故。即使驾驶员能够看到幼儿,紧急刹车,车仍会滑行一段距离,发生交通事故,因此,对于步行者来讲,尤其要注意汽车盲区。

(1)带领幼儿外出过程中,需遵守交通规则。

(2)校园周围,要交通管制,需人车分离。

(3)在接送幼儿的过程中,需做到手到手的交接,不要让幼儿在道路上奔跑。

(4)保育人员在看护婴幼儿的过程中需做到有效看护。

(5)给孩子穿颜色鲜明的衣服,特别是在天色暗或天气不好的状态时。

6. 交通伤害预防教育

交通事故预防既包括成人又包括幼儿教育,可以从保育人员、家长和幼儿三方面开展交通安全教育。

(1)针对保育人员的交通安全教育,应提高其识别风险能力。

(2)针对家长的交通安全教育,应提高家长对交通安全的认知,更好做到家校合一。

(3)针对幼儿的交通安全教育,应包括婴幼儿认知方面、技能方面和情意方面的发展。

【实训】 交通伤害危险预测的训练

(一)实训要求

1. 能够掌握交通伤害危险因素。

2. 能够分析交通伤害危险因素。

3. 能够针对交通伤害危险因素,探讨预防对策。

4. 能够在工作中实施对策。

(二)操作方法

1. 每4人分成一个小组,组长将小组成员信息及分工情况填入表6-6。

表6-6 小组成员分工表

小组成员	学号	姓名	任务分工
组长			
组员			

2. 分小组观察描绘着婴幼儿乘车问题的插图卡片(图6-8),分析危险因素。在插图中与危险相关的地方做上"O"标记,或在笔记本上记录。

3. 分小组探讨危险因素的应对策略,并探讨如何实施。

4. 分析完成后,各组派出一位代表在课堂上分享参加此次活动的心得体会(每位分享时间控制在5分钟内),解说可能发生的主要风险和预防对策,并提出简单的建议。大家可通过与自己的想法进行比较,磨炼自身交通伤害的危机意识。

（三）实训评价要点

1. 小组成员的参与性,小组讨论的积极性。
2. 小组成员对交通伤害风险分析和应对策略的掌握性。

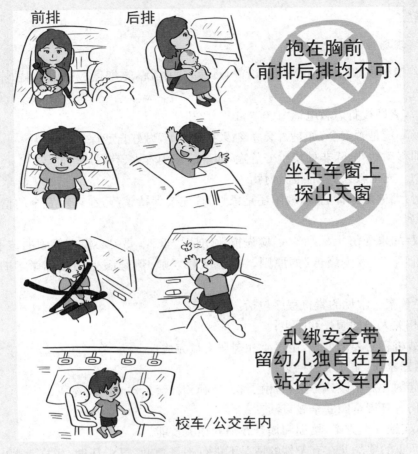

图 6-8　婴幼儿乘车问题

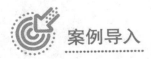

任务四　了解婴幼儿交通伤害的现场急救

案例导入

　　玛奇朵,女,两岁半,早上下了校车后,没有立即进园,而是蹲在校车前面捡地上的小物品,校车司机和老师都没有注意到玛奇朵,校车司机启动校车驶离校园,将玛奇朵撞飞 3 米。校车司机紧急停车,并在车周围放置三脚架,保育老师拨打 120、110,并呼叫园长、校医到场,未立即移动玛奇朵,8 分钟后

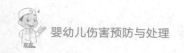

120赶至现场救治后紧急送医。

思考:玛奇朵受伤的风险有哪些?事故发生后,校车司机做了哪些动作?你同意校车司机在事故发生后的处理方案吗?你会怎么做?

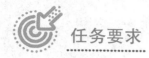

了解交通伤害现场应急救护原则。

在车辆发生险情和事故时,头脑要保持冷静,迅速判明情况,采取适应措施,切忌惊慌失措,抢救应遵循的基本原则是:

(1)紧急呼救,立即拨打急救电话"120""110""122"。

(2)评估现场环境是否安全,如是否会立刻发生爆炸等,做好自我保护。

(3)切勿立即移动幼儿,除非处境十分危险,如事故车辆着火、有爆炸可能等。

(4)先人后物。先抢救人员,后抢救财物。

(5)判断伤情:无论是保育老师、教师还是家长,首先要保持镇静,在环境安全的情况下,快速对婴幼儿进行伤情判断。

(6)现场急救:如果受伤儿童为多人,应先抢救伤情严重者,要关心没有哭闹的孩子。现场急救遵循"抢救生命、防止残疾、减少痛苦"的原则。要求保育老师、保健医生和教师学习日常急救知识和技能。

(7)启动应急预案。常见的紧急程序包括:

①立即通知相关人员如园长和医生;

②现场急救或进行必要的处理,由医生和现场人员完成;

③送医院,通知家长,建立事故档案;

④调查事故起因并提出改建方案,可由园长、教师和社会工作者共同完成;

⑤针对交通伤害开展全园安全教育活动;

⑥后续追踪,实施安全方案,培训和提升教师的相关技能。

⑦对于伤情严重的婴幼儿在有条件的情况下进行现场急救,寻求帮助,如打急救电话—送医院—通知家长,对于伤情不严重者,园内可通知保健医生—处理伤情—通知家长,但对于保健医生无法处理,或者不能保证处理正确的情况下,需及时送医。

本案例中,在校园门口发生因为汽车盲区行人的交通伤害。事故发生后,司机立即启动周围现场的保护,保育老师未立即搬动幼儿,而是拨打急救电话,通知园长和校医到达,120快速到达后先救人,然后紧急送医。遵循了交通伤害的处理原则。

【实训】 婴幼儿交通伤害现场处理

本次实训以交通事故现场急救的处理原则为背景,要求学习者学习如何进行交通伤害的现场应急救助。

(一)实训要求

了解交通伤害现场紧急处理的原则与程序。

(二)操作方法

1. 准备3～5个交通伤害案例。

2. 学习交通伤害现场处理原则。

3. 追踪 3～5 个案例的现场处理过程。

4. 分析案例现场处理过程中的原则遵循情况。

（三）实训评价要点

能够结合案例，分析判断交通伤害现场紧急处理的基本原则。

思政园地

2020 年 10 月 17 日，第十三届全国人民代表大会常务委员会第二十二次会议对《中华人民共和国未成年人保护法》进行第二次修订，其中第十八条规定：未成年人的父母或者其他监护人应当为未成年人提供安全的家庭生活环境，及时排除引发触电、烫伤、跌落等伤害的安全隐患；采取配备儿童安全座椅、教育未成年人遵守交通规则等措施，防止未成年人受到交通事故的伤害；提高户外安全保护意识，避免未成年人发生溺水、动物伤害等事故。

请思考：①浏览《中华人民共和国未成年人保护法》，将儿童交通安全列入未成年人保护中有何积极意义？②第二次修订的《未成年人保护法》是否对儿童出行保护提出了更高的要求？婴幼儿托育服务从业人员应如何提高自身职业素养？在日常工作中是否可以将此概念同时传达给监护人？

模块小结

婴幼儿交通事故伤害在儿童意外伤害中较为常见，是其致伤、致残、致死的风险因素，应当引起托幼机构和保育人员及家庭的足够重视，以避免婴幼儿交通伤害的发生。本模块内容通过对交通安全、交通事故相关概念、婴幼儿交通伤害流行病学特征和国内外交通伤害预防现况的阐述，让学习者从整体上了解国内外婴幼儿交通伤害的情况。从人员因素、环境因素、产品因素三个方面分析了婴幼儿交通伤害的相关风险因素，并介绍了与交通伤害风险有关的哈顿矩阵模型，为托幼机构、保育人员和家长从根本上预防婴幼儿交通伤害提供了理论基础。希望托幼机构及家长可以根据以上理论，充分考虑婴幼儿交通伤害中的各个危险环节，根据自己园所和家庭的实际情况提出婴幼儿交通安全的整体化策略，制定相应的预防措施，保证婴幼儿的交通安全。

思考与练习

在线练习

一、单项选择题

1. 婴幼儿交通伤害中，哪种损伤最常见？（　　）

　　A. 头部　　　　　　B. 皮肤　　　　　　C. 下肢　　　　　　D. 以上都是

2. 以下说法正确的是（　　）。

　　A. 婴幼儿交通伤害以男童多发　　　　B. 儿童交通伤害以肺部损伤最为常见

　　C. 婴幼儿不会发生交通伤害　　　　　D. 校园内不会发生交通伤害

3. 与婴幼儿交通伤害预防因素有关的模型是（　　）。

　　A. 三重风险模型　　　　　　　　　　B. 哈顿矩阵模型

    C. 长 QT 综合征   D. 认知发展理论

4. 与汽车盲区有关的婴幼儿交通伤害中,造成其发生的风险因素有(　　　)。

    A. 婴幼儿身材矮小,司机看不到

    B. 婴幼儿风险识别能力差

    C. 幼儿能够看到司机,认为司机也能看到他们

    D. 以上都是

5. 以下说法正确的是(　　　)。

    A. 不合规的校车能够承担接送婴幼儿的任务

    B. 婴幼儿在乘车过程中,不需要使用安全约束系统

    C. 婴幼儿在乘车过程中,需正确使用儿童安全约束系统

    D. 婴幼儿乘坐电动车/电瓶车/自行车时,不需要佩戴头盔

二、多项选择题

1. 下列属于《世界卫生组织欧洲儿童伤害报告》中,能够有效降低婴幼儿交通伤害的策略有(　　　　)。

    A. 儿童安全座椅   B. 摩托车头盔

    C. 自行车头盔   D. 婴幼儿戴普通帽子

2. 与婴幼儿交通伤害有关的人员因素有(　　　)。

    A. 婴幼儿好奇心重,活泼好动

    B. 婴幼儿身材小,不易被司机看到

    C. 保育人员对于在活动的婴幼儿关注少

    D. 保育人员在幼儿外出时,任其在道路上奔跑

3. 以下与婴幼儿交通伤害有关的产品因素有(　　　)。

    A. 安全座椅是交通事故伤害发生后有损害的座椅

    B. 乘坐父母电瓶车用的头盔是自行车头盔

    C. 父母没有给孩子用安全座椅

    D. 6 月龄婴儿使用的是后向式座椅

三、判断题

1. 幼儿在校园活动区活动时,即使旁边有机动车开进,照护者也可以不在旁边。   (　　)
2. 哈顿矩阵模型无法评估婴幼儿交通伤害的风险因素。   (　　)
3. 婴幼儿交通伤害发生时,现场急救应遵循的原则是先救轻伤,再救重伤。   (　　)
4. 婴幼儿发生交通伤害后,不用通知家长。   (　　)

四、简答题

1. 常见的交通伤害有哪些?
2. 如何使用哈顿矩阵模型进行婴幼儿交通伤害预防因素的评估?
3. 婴幼儿交通伤害预防措施中的教育有哪些?

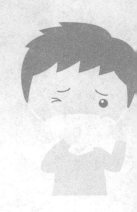

模块七
溺　水

模块导读

　　溺水是婴幼儿意外伤害的常见原因,会对家庭和社会产生严重的影响。溺水是指呼吸道淹没或浸泡于液体中,产生呼吸道等损伤的过程。溺水2分钟后,便会失去意识,4～6分钟后神经系统便遭受不可逆的损伤。在全球范围内,溺水是婴幼儿伤害的第二位死因,而在中国,溺水是婴幼儿伤害死亡的首要原因①。溺水严重威胁了我国婴幼儿的生命和健康,已成为重要的公共卫生问题之一。溺水的防治对降低婴幼儿死亡率具有重要意义,因此,广大保育工作者应该熟练掌握婴幼儿溺水相关知识,对婴幼儿溺水做到可防可控。

　　本模块主要阐述导致婴幼儿溺水的常见原因、预防及急救措施,通过案例和理论等帮助保育工作者掌握婴幼儿溺水的危险因素,在日常规避溺水风险,同时掌握婴幼儿溺水的现场急救措施。

学习目标

1. 掌握婴幼儿溺水的常见原因。
2. 掌握预防婴幼儿溺水的方法。
3. 可根据婴幼儿主要体征识别其是否发生了溺水。
4. 掌握婴幼儿溺水的现场急救措施。
5. 树立对婴幼儿溺水预防的高度责任感,提高对溺水婴幼儿的急救水平。

内容结构

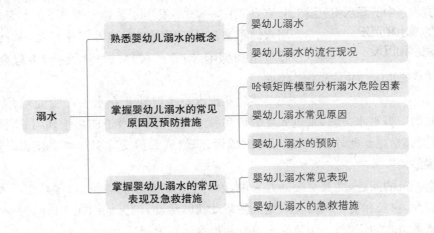

---

　①　林良明,刘玉琳,米杰,等.中国5岁以下儿童意外死亡趋势分析[J].中国儿童保健杂志,2000,8(1):28-31.

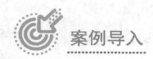

任务一　熟悉婴幼儿溺水的概念

案例导入

果果，3岁，在上游泳课时，佩戴的游泳圈堵气阀突然松掉，导致了游泳圈漏气，果果还没有掌握游泳技能，在水中开始挣扎，一位老师发现后赶紧将其拖上泳池边进行抢救，最后果果经抢救度过危险期。

思考：在此次事件中，如何快速发现果果溺水呢？

任务要求

1. 熟悉婴幼儿溺水相关概念。
2. 掌握婴幼儿溺水的国内外现状。

一、婴幼儿溺水

溺水（drowning）又称淹溺，国际复苏联络委员会（ILCOR）将溺水定义为"呼吸道浸没或者浸入液体导致原发性呼吸障碍的过程"。无论是不是整个身体在水中，只要呼吸道（口鼻）淹没在水中造成呼吸障碍，都属于溺水。

W65 在浴缸里溺水和淹没
W66 落入浴缸后溺水和沉没
W67 在游泳池里溺水和沉没
W68 落入游泳池后溺水和沉没
W69 在自然界水系中溺水和沉没
W70 落入自然界水系中的溺水和沉没
W73 其他特指的溺水和沉没
W74 未特指的溺水和沉没

图 7-1　溺水或淹溺在 ICD-10 中的分类

按照国际疾病分类法（ICD-10），溺水被划归到疾病和死亡的外因中的意外伤害，是人体在游泳池、浴盆、自然水域等淹溺或沉没，具体分类见图7-1。此外，溺水还可以分为湿性和干性两类，干性溺水就是当溺水者进入液体后，反射性地产生恐惧、紧张，还有寒冷水的刺激引起喉痉挛从而导致呼吸道梗阻，严重者可引起窒息死亡，一般多发生于游泳初学者，尤其是幼儿身上；湿性溺水简单来说是指溺水者被迫在水中呼吸，从而使大量水进入呼吸道和肺泡，阻止了肺部的气体交换，引起全身缺氧及心脏停搏。

婴幼儿溺水是指婴幼儿在水中呼吸受阻、无法自主呼吸的现象。当婴幼儿的口鼻被水覆盖，水进入呼吸道和肺泡，会导致呼吸道的痉挛和阻塞，使空气无法正常进出肺部，从而引起窒息。此外，溺水还可能因惊慌、恐惧或突然受冷引起喉头痉挛，进一步导致呼吸道梗阻或心跳骤停。

溺水是一个严重的问题，尤其对婴幼儿来说，因为他们的自救能力较弱，容易在成人不注意的情况下发生溺水。因此，家长和监护人需要时刻关注婴幼儿的活动，确保他们在水边时的安全。同时，了解和掌握溺水的基本急救知识，对于预防溺水事故和提高生存率至关重要。

二、婴幼儿溺水的流行现况

1. 国外现况

据世界卫生组织报道,2019 年估计有 23.6 万人死于溺水,2014 年世界卫生组织发布的《全球溺水报告》中提到[1]:纳入的 85 个国家中,有 48 个国家中 1~14 岁儿童死亡的前五大原因之一是溺水,其中溺水是澳大利亚 1~3 岁儿童非故意伤害死亡的主要原因,溺水死亡人数占孟加拉国 1~4 岁儿童死亡人数的 43%,溺水是美国 1~14 岁儿童非故意伤害死亡的第二大原因;男性溺水者多于女性,男性溺水者总死亡率为女性的两倍。

2. 国内现况

溺水是导致我国人群意外伤害致死的第三位死因,是 0~14 岁年龄组的第一位死因[2]。2020 年《全国伤害监测数据集》中报道,溺水占学龄前儿童伤害的 0.03%,占在校学生中伤害的 0.02%。根据我国 2021 年全国死因监测的数据,溺水是 1~14 岁少年儿童意外死亡的首要原因。《中国儿童发展纲要(2021—2030 年)》显示,目前儿童溺水死亡率为 3.04/10 万。由此可见,溺水严重威胁了婴幼儿的生命健康,对其干预已迫在眉睫。

3. 国内流行病学特征

我国卫生部疾病预防控制局 2011 年颁布的《儿童溺水干预技术指南》中提到,我国儿童溺水死亡率存在明显的地域和城乡差别。高溺水死亡地区主要集中在南方各省,包括四川、重庆、贵州、广西和江西等省的农村地区。农村绝大多数自然水体如池塘、湖、河、水库等无围栏,也无明显的危险标志,这些水体多数距离村庄、学校比较近,是儿童溺死的主要发生地。不同年龄组人群溺水地点有所不同,1~4 岁主要发生在室内脸盆、水缸及浴池,5~9 岁主要发生在水渠、池塘和水库,10 岁以上主要是池塘、湖泊和江河中。溺水一年四季均会出现,但多发生于 4~9 月、雨季和较炎热季节,7 月为高峰。这与雨季池塘、河流、湖泊等水平面较高和在炎热季节水上活动较多有关。在我国浙江、广西等南方地区,由于雨季和炎热天气时间持续较长,秋季溺水也较多发。

全球儿童安全网络中国数据显示,北京、上海和广州的儿童医院 2000—2004 年的住院病例中,就诊的儿童溺水者 36% 死亡,51% 未痊愈;儿童溺水平均住院时间为 9.3 天,平均花费 5 614 元,非致死性溺水给社会和家庭带来了严重负担。

婴幼儿溺水是导致其意外死亡的主要原因,应当引起托幼机构和保育人员足够的重视。通过对溺水相关概念、国内外流行病学现况及其特征的学习,希望托幼机构工作者能够熟悉溺水的概念及分类,对婴幼儿溺水建立系统的认知体系。

 【实训】 探索婴幼儿在托幼机构中可能出现的溺水场景

婴幼儿溺水的地点常常距离学校、家庭较近,溺水地点也无明显的危险标志,如果照护者不能对婴幼儿溺水的发生场所进行安全排查,就有可能导致不可估量的后果。因此保育人员都应当对容易出现溺水的地点熟记于心并及早进行改建。

(一)实训要求

1. 自学托幼机构的建设标准。

[1] Organization W H, Bloomberg L P. Global report on drowning: preventing a leading killer[M]. World Health Organization, 2014.

[2] 农全兴,杨莉. 儿童溺水流行病学研究进展[J]. 中国公共卫生,2006,22(3):363-365.

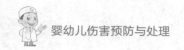
2. 调研在托幼机构中可能发生婴幼儿溺水的场所。

（二）操作方法

1. 小组内讨论托幼机构建设标准及要求的相关法律法规文件。

2. 实地走访幼儿园或托幼机构的工作人员,了解该机构是否曾发生过婴幼儿溺水事件,排查高危溺水场景并进行记录,后续进行改建,避免溺水发生。

（三）实训评价要点

1. 小组成员的参与度及讨论的积极性。
2. 能够充分排查婴幼儿溺水的可能场所,尽可能避免发生婴幼儿溺水事件。

任务二 掌握婴幼儿溺水的常见原因及预防措施

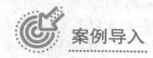

案例导入

圆圆,8月龄。午后浴室内,妈妈在浴盆中盛满了水准备给圆圆泡澡,妈妈刚把圆圆抱入浴盆,便听到家中门铃响起有客人到访,于是将圆圆独自放在浴盆中前去开门,妈妈在门口与来客交谈了5分钟左右,回到浴室后发现圆圆栽倒在浴盆中,口鼻均浸没在水中,呼之不应,没有了呼吸和心跳,妈妈一时手足无措。

思考:圆圆妈妈到底忽略了什么重要细节导致圆圆在家里溺水了呢? 我们应该如何科学分析?

任务要求

1. 能够用哈顿矩阵模型分析溺水发生前、中、后的风险因素。
2. 掌握婴幼儿溺水常见原因。
3. 掌握预防婴幼儿溺水的措施,规避溺水风险,提高安全保育意识和能力。

一、哈顿矩阵模型分析溺水危险因素

哈顿矩阵模型是用来分析意外伤害危险因素、研究干预策略的经典概念模型。该矩阵由威廉·哈顿(William Haddon)于1970年开发,通过2个维度来解释伤害事件发生的阶段和原因,认为伤害事件的发生是"三阶段-三因素"综合作用的结果。第一维度中的"三阶段"是指伤害事件发生前、发生时、发生后。第二维度中的"三因素"是指宿主、媒介因子和环境。通过利用这一框架,人们可以了解伤害问题的根源并确定解决这些问题的多种对策。儿童发生溺水的因素复杂,我国卫生部疾病预防控制局2011年颁布的《儿童溺水干预技术指南》中用哈顿矩阵模型从儿童自身因素、作用物、物理环境和社会

经济环境四个方面总结了儿童溺水前、溺水时和溺水后的危险因素(表7-1)。

表7-1 哈顿矩阵模型应用于儿童溺水的危险因素分析

阶段	因素			
	儿童自身因素	作用物	物理环境	社会经济环境
溺水前	发育水平； 性别； 缺乏水的危险性知识； 好奇； 冒险； 水中嬉戏、捉鱼、酗酒等高危行为； 乘坐水上交通工具	缺乏应对危险的水上安全设备	缺乏隔离水域屏障； 不熟悉的环境； 无安全的游泳设施	缺乏监管和看护； 兄姐看护； 父母无职业或无文化； 家庭人口多； 缺乏水安全指导和社区警示
溺水时	缺乏游泳技术； 无救生衣等漂浮器具； 施救者不会游泳； 高估自己的游泳能力； 单独游泳； 体力不支； 遇险时慌乱； 缺乏紧急呼救或知识	深水； 江河水湍流； 水中寒冷； 大浪	水下深度变化； 缺乏帮助逃生设施	缺乏将危险降至最低的信息资源； 呼叫120的通讯或基础设施不足； 船上缺乏救生衣；缺乏救生员
溺水后	获救延迟； 看护人不知所措； 没有呼叫救护车	受害者被水冲离岸边	交通不便妨碍救治	缺乏急救设备； 急救治疗技术不熟练； 护理不周； 医院内护理和康复服务不到位； 受害者及家庭几乎得不到社区支持

二、婴幼儿溺水常见原因

溺水是我国儿童最为常见的意外伤害类型,其发生原因多样,既有环境因素,也有儿童自身因素,还有家庭及社会因素,其主要原因可从以下四个方面来分析:

1. 儿童自身因素

儿童年龄或身心发育水平与溺水的发生密切相关。1~4岁儿童溺水高发,原因与此年龄段儿童的生长发育进程有关,首先,学会走路后的幼童,独立性不断增强,对周围的世界充满了好奇和探索的欲望,好动好跑,爱玩水,这种天性促使孩子们不断去寻找、接近有水的地方,玩耍的过程中又容易忽略潜在危险;其次,由于生理发展的限制,幼儿还不能很好地控制和调节自身的行为;最后,由于幼儿的能力有限,缺乏知识和经验,缺乏识别和躲避风险的能力,常常因成人疏于监护而发生溺水。

2. 儿童监护人因素

监护人缺乏看护是造成婴幼儿溺水的最重要原因。婴儿和学龄前儿童溺水的发生与家长看护的连续性有关,低龄儿童的溺水多发生在家中或家附近。我国儿童溺水发生和死亡最多的年龄段为1~4岁儿童,这些儿童溺水多发生在家中或家附近的水塘,大部分溺死都是由于没有家长看管或家长因事离开,儿童在水边玩耍,在看护人毫无察觉时跌入蓄水容器、水池和水塘等。由于对溺水认识不足和急救知识缺乏,年幼儿童的兄/姐并不适合作为其监护人,由他们陪伴去游泳并不能降低溺水风险。此

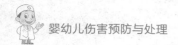

外,监护人自身缺少安全预防意识,没能及时进行必要的安全教育也是导致儿童缺乏溺水的危险意识的重要因素。

3. 环境因素

在高收入国家,多数溺水事故发生在家庭游泳池和休闲场所。但在中低收入国家,大多数儿童溺水死亡发生在嬉戏、洗涤等日常活动接触的开放性水体中。我国大多数农村儿童溺水事故发生在居所和学校附近的水井、水渠、池塘等。居民家中浴缸、水桶、水缸等蓄水容器,是婴幼儿发生溺水的高危场所,溺水往往因使用与婴儿年龄不相称的过大浴盆或浴缸而发生,或家长在给孩子洗澡时因接电话、开门、取物品等,把婴儿单独留在浴盆或浴缸里,导致婴幼儿在无人监护的情况下不慎溺水等。

4. 其他因素

儿童容易发生溺水还与一些其他因素有关。例如,人口居住区周围的湖泊、河流等水源没有设置围栏或危险警示牌等设施,工程设施粪池、沟渠、水井、窖井、建筑工地蓄水池和石灰池等未加盖,儿童在行走或玩耍时不慎落入其中等。

三、婴幼儿溺水的预防

有效的预防措施可以显著减少溺水事故的发生[1](表7-2)。2008年世界卫生组织和联合国儿童基金会共同发布的《世界预防儿童伤害报告》中给出的预防溺水相关建议如下[2]。

(1)环境与工程措施。排去浴缸、水池、水桶等容器中蓄存的多余积水。专家认为减少儿童可能坠入或爬到的水源可以减少溺水的发生。架设安全的桥梁和构建管道制水系统以减少人们暴露于开放水域的机会。遮盖水井口和雨水收集点(如蓄水池、大水桶等)。在儿童与水收集容器之间设置物理屏障可减少溺水的发生风险。为婴幼儿提供远离水的安全游乐场所,应该用围栏将房屋游乐区与游泳池完全分开。

(2)使用救生衣和漂浮装置。确保婴幼儿在水中游玩时穿上救生衣或救生圈。

(3)安全行为的作用。对家长、照护者及保育人员进行溺水事故风险教育,提示监护的重要性。特别要告诫他们将婴幼儿独自或与其他幼童一起留在水源附近的危险性,当婴幼儿在水中或靠近水时应避免打牌、阅读、打电话、玩手机等分散注意力的活动。教给家长和照护者基本的急救技术。如果没有进行及时的急救处理(包括基础的心肺复苏抢救),即便后续采用先进的、侵入式的生命支持手段,在多数溺水事故中,都起效甚微。向社区人群培训心肺复苏技术。周围路人及时施以援手可以增加溺水受害儿童的生还机会。

(4)法律法规。在游泳池四周设置有自锁式入门的围栏,并将此纳入立法。

(5)教育与技能发展。游泳课程可以教给5岁以上儿童一些技能,但是关于通过教授儿童游泳来预防溺水的观点尚存争议。虽然尚无研究评估救生看护是首要预防措施的有效性,但海滩上和公共游泳场所中经过培训的救生员的确可以起到保证规范操作、进行水上救援、协助控制危险行为以及示范的作用。

(6)其他干预措施。例如,禁止婴幼儿进入危险区域、医生向家长提供咨询等,这些措施的效果如何还有待评估。游泳池太阳能盖和儿童浴缸椅并非预防溺水的工具,也不能代替成人对儿童的监护。

① Organization W H. Preventing drowning: an implementation guide. 2017:76.
② [美]Margie Peden, Kayode Oyegbite, Joan Ozanne-Smith,等. 世界预防儿童伤害报告[M]. 北京:人民军医出版社,2012:103.

表7-2 儿童溺水干预措施一览表

干预措施	有效	有希望
水塘四周设置围栏	√	
水井、水缸等蓄水容器加盖	√	
穿戴漂浮器具	√	
确保遇险时能获得及时救治	√	
确保游泳场所有救生人员在场		√
提高人们对溺水的安全意识		√

 【实训】 使用哈顿矩阵模型分析儿童溺水危险因素

参考答案

保育人员需要学会使用儿童溺水的哈顿矩阵模型,系统分析婴幼儿溺水的危险因素,并制定相应的预防措施,规避溺水风险,提高安全保育意识和能力。

(一) 实训要求

能够用哈顿矩阵模型分析溺水发生前、中、后的风险因素。

(二) 操作方法

从儿童自身因素、作用物、物理环境和社会经济环境四个方面总结儿童溺水前、溺水时和溺水后的危险因素。

结合本案例导入,用表7-3的哈顿矩阵模型分析圆圆溺水的危险因素。可扫码查看参考答案。

表7-3 圆圆溺水危险因素的哈顿矩阵模型

阶段	因素			
	人(儿童)	作用物	物理环境	社会经济环境
溺水前				
溺水时				
溺水后				

(三) 实训评价要点

采用哈顿矩阵模型分析溺水发生前、中、后的风险因素,并详细阐述婴幼儿溺水的常见原因。

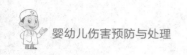

任务三 掌握婴幼儿溺水的常见表现及急救措施

 案例导入

苏苏,2岁6个月。夏日多雨,托育园花园里面的大水盆装满了水,某日天晴,苏苏课间与好友在外追逐玩耍,跑闹时不慎栽入水盆,同玩好友发现后,立即返回寻求老师帮助。老师听闻,火速赶到现场,将苏苏打捞出水,刺激发现苏苏已无反应,未见自主呼吸,于是清理其口鼻保持苏苏呼吸道通畅,并立即给予心肺复苏术,同时嘱旁人拨打120,待救护车赶到后送至儿童重症监护病房,最终苏苏成功得救。

思考:发现苏苏溺水后,应该采取哪些现场急救措施呢?

 任务要求

1. 正确识别婴幼儿溺水表现。
2. 掌握婴幼儿溺水后的现场急救措施。
3. 了解与家长沟通的技巧。

一、婴幼儿溺水常见表现

致命或非致命性淹溺开始通常表现为一段时间的恐慌、丧失正常呼吸状态、屏气,溺水者为浮于水上而努力挣扎。但事实上大多数的婴幼儿溺水都是在悄无声息中发生,仅仅看孩子是否有拍打水面或发出呼救声并不能帮助我们立即判断孩子是否出现溺水。

当婴幼儿发生溺水时通常会表现为:①头被浸没于水下,向后仰起,同时嘴是张开的;②眼神涣散无法聚焦,茫然地看着前方;③头在水面上,眼睛紧闭,或者眼睛看似直立于水中,腿无法运动;④在水面上大口地呼吸,或者喘息,没有声响;⑤试图翻转身体,好像在爬一段不存在的楼梯。保育老师在发现孩子表现出以上一些特征时,应立即呼叫孩子的名字,如果孩子没有回应则可能已经出现溺水,应立即在30秒内施救。

溺水的孩子在临床表现上有较大差异,具体表现与孩子溺水持续时间的长短、吸入水量的多少、吸入水的性质及器官的损害程度有关。溺水持续时间较长的孩子可能表现出意识丧失、呼吸停止、脉搏消失、瞳孔放大、体温下降等症状;而持续时间较短者(暂时性窒息,但有脉搏)则可出现头痛或视觉障碍、剧烈咳嗽、胸痛、呼吸困难、咳粉红色泡沫痰等症状。

二、婴幼儿溺水的急救措施

溺水患者的处理分为3个阶段:院前救护、急诊科处理及住院治疗。而对于保育人员来说,熟悉并

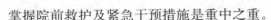

掌握院前救护及紧急干预措施是重中之重。

院前救护及紧急干预也是处理溺水患者最重要的环节,溺水者在水中待的时间越短,从抢救到心肺复苏(cardiopulmonary resuscitation,CPR)成功的间隔越短,预后越好[1]。因此,一旦发现溺水患儿,应立即开展救援。世界卫生组织指出,大多数溺水幸存者都是在溺水后立即获救,并现场接受心肺复苏。如果缺乏及时急救处理(包括基础的心肺复苏抢救),即便后续采用先进的生命支持手段,多数溺水者的生命都很难被挽救。在溺水时,如果水下浸泡时间小于6分钟,则溺水患儿出现死亡或严重神经系统后遗症的风险极低;相反,浸泡超过10分钟,溺水患儿通常会因严重脑缺氧导致不可逆转的神经系统后遗症[2]。溺水一旦发生,时间就是生命。保育人员一旦发现孩子出现溺水,如果不会游泳的话,应立即大声呼救,向周围人员求助;如果会游泳,应在保证自身安全的前提下尽快将孩子带离水中。同时,要安排人员看护好现场其他孩子。

此外,发生溺水后,是否实施了及时有效的现场急救直接关系到溺水者的生命安危。急救流程可参考图7-2。

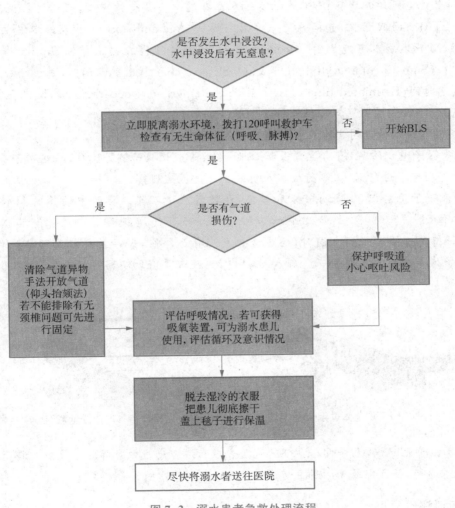

图7-2 溺水患者急救处理流程

---

① 李蕾,张志泉,郑成中,等. 儿童溺水的防治方案专家共识[J]. 中国当代儿科杂志,2021,23(1):13.

② Suominen P, Baillie C, Korpela R, et al. Impact of age, submersion time and water temperature on outcome in near-drowning [J]. Resuscitation,2002,52(3):247-254.

溺水急救

【实训】 掌握婴幼儿溺水的急救措施

对于保育人员来说,熟悉并掌握溺水儿童的院前救护及紧急干预措施是重中之重,一旦发现溺水患儿,应立即开展救援。

(一)实训要求

1. 掌握溺水儿童院前急救措施流程。

2. 掌握复苏体位和嗅物位两种特殊体位。

(二)操作方法

1. 观察现场,确保周围环境安全。

2. 施救者应先将溺水患儿仰卧于平坦的地面,并尽快进行生命体征评估。

3. 安排其他老师维护现场秩序,并让身边人立即通知120急救中心,与转运医院急诊联系提供信息:以 ATMISTER 记忆,包括 A 代表年龄与性别(Age and sex),T 代表溺水发生时间(Time of incident),M 代表溺水可能原因(Mechanism of injury),I 代表损伤部位(Injury suspected),S 代表症状体征(Signs including vital signs and GSC score),T 代表院前治疗(Treatment so far),E 代表估计到达时间(Estimated time of arrival to the emergency department),R 代表需要医疗资源如抢救药品、呼吸支持装置与儿科专科医生等(Requirements)。

4. 根据具体评估情况对溺水儿童实施应急处理措施。

(1)如果孩子意识清醒,有自主呼吸和心跳,施救者应让孩子侧卧休息,陪在孩子身边,注意将其身体擦干并用毯子进行保暖,等待救援人员或立即送医院观察。

(2)如果孩子无意识,但是有呼吸和心跳,施救者应清理其口鼻腔中的异物和水,使其保持复苏安全体位(图7-3),防止患儿呕吐发生误吸,若有气道梗阻表现,则使其保持嗅物位(图7-4),保持其呼吸道通畅。同时,还应检查患儿有无外伤,如存在头部或颈部外伤者应避免自行搬动,等待专业救援人员到来。等待过程中,施救者要密切观察呼吸和脉搏情况,必要时进行心肺复苏。

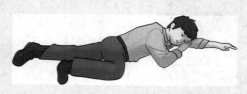

图7-3 安全体位示意图

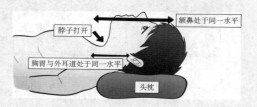

图7-4 嗅物位示意图

(3)如果孩子无意识,无呼吸,无心跳,施救者应在清理患儿口鼻异物后将患儿摆至嗅物位,保持患儿呼吸道通畅,并立即给予心肺复苏术。

(三)实训评价要点

1. 与120急救中心联系时,需要为转运医院急诊提供的信息应该包括"ATMISTER",尽量不要遗漏关键信息。

2. 当溺水儿童存在气道梗阻表现时,应该使其保持嗅物位,保持其呼吸道通畅。

3. 心肺复苏术的实施时机为溺水儿童丧失意识并无呼吸心跳。

为加强托育机构专业化、规范化建设,按照《国务院办公厅关于促进 3 岁以下婴幼儿照护服务发展的指导意见》(国办发〔2019〕15 号)的要求,国家卫生健康委组织制定了《托育机构设置标准(试行)》和《托育机构管理规范(试行)》。该规范规定了保育人员应当具有婴幼儿照护经验或相关专业背景,受过婴幼儿保育相关培训和心理健康知识培训。托育机构应当制订重大自然灾害、传染病、食物中毒、踩踏、火灾、暴力等突发事件的应急预案,定期对工作人员进行安全教育和突发事件应急处理能力培训。

此外,托育机构工作人员应当掌握急救的基本技能和防范、避险、逃生、自救的基本方法,在紧急情况下必须优先保障婴幼儿的安全。托育机构还应当建立照护服务、安全保卫等监控体系,监控报警系统确保 24 小时设防,婴幼儿生活和活动区域应当全覆盖。

请思考:浏览《托育机构设置标准(试行)》和《托育机构管理规范(试行)》,保育人员及托育机构应如何制定和落实预防儿童溺水的监控及应急处理能力培训? 如何落实相关管理体系?

模块小结

婴幼儿溺水是导致其意外死亡的主要原因,应当引起托育机构和保育人员足够的重视。儿童溺水的后果包括死亡和神经系统严重损害所导致的残疾。溺水后尽早开始基础生命支持,恢复有效呼吸循环是成功复苏、降低死亡率和严重神经系统后遗症的最有效方法。保育人员和婴幼儿家长应能够识别婴幼儿发生溺水时的表现,掌握基本的溺水安全救援和心肺复苏操作技能,第一时间实施现场急救,并立即送医救治。这对于预防致死性溺水的发生具有重大的意义。

思考与练习

在线练习

一、单项选择题

1. 儿童溺水死亡率最高的年龄段为(　　　)。

    A. 1 岁以内

    B. 1~4 岁

    C. 4~8 岁

    D. 8~15 岁

2. 圆圆发生溺水的风险因素不包括(　　　)。

    A. 坐立不稳且缺乏自我保护意识

    B. 浴盆盛满水且无安全防护措施

    C. 无人看护

    D. 高估自己的游泳能力

3. 如果孩子无意识,但是有呼吸和心跳,则施救者应清理其口鼻腔中的异物和水,使其保持(　　　)。

    A. 仰卧位　　　　B. 俯卧位　　　　C. 安全体位　　　　D. 嗅物位

二、多项选择题

1. 1~4 岁儿童发生溺水的最常见地点为(　　　　)。

    A. 脸盆　　　　B. 水缸　　　　C. 浴池　　　　D. 池塘

2. 溺水患者的处理分为(　　　　)几个阶段。

    A. 院前救护　　　　B. 急诊科处理　　　　C. 居家照护　　　　D. 住院治疗

3. 拨打 120 时,除院前治疗外,应向转运医院提供(　　　　)。

A. 溺水者年龄与性别　　　　　　B. 溺水发生时间

C. 溺水可能原因　　　　　　　　D. 症状体征

三、判断题

1. 应避免将婴幼儿独自或与其他幼童一起留在水源附近,当婴幼儿在水中或靠近水时应避免打牌、阅读、打电话、玩手机等分散注意力的活动。　　　　　　　　　　　　　　　　　　（　　）

2. 游泳池太阳能盖和儿童浴缸椅是预防溺水的有效工具。　　　　　　　　　　（　　）

3. 如果发现婴儿发生溺水,应该立即拨打 120。　　　　　　　　　　　　　　（　　）

4. 婴幼儿发生溺水时,常有拍打水面或发出呼救声等表现。　　　　　　　　　（　　）

四、简答题

1. 按照国际疾病分类法,溺水可分为哪几类?

2. 如何采用哈顿矩阵模型来分析婴幼儿溺水的风险因素?

3. 请将婴幼儿溺水的急救措施流程图绘制出来。

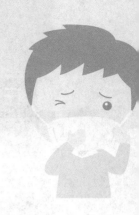

模块八
窒息和异物

模块导读

异物损伤在儿童中很常见,其中大部分并不严重,但有些可能危及生命。国外研究表明,异物损伤可占儿科创伤就诊的 7%。尤其是对于婴幼儿,异物摄入或吸入是最常见的意外伤害。异物损伤常见的模式主要包括气道异物吸入、食道异物摄入、五官及其他腔道等异物摄入。对于气道异物吸入,严重者可堵塞呼吸道,导致窒息死亡;食道异物摄入通常会迁移到整个胃和肠道,严重者可导致胃肠道梗阻、胃肠道破裂等,甚至威胁生命;五官及其他腔道异物摄入会影响相应器官功能。因此,这需要保育人员能够知晓婴幼儿日常生活中异物摄入/吸入的原因及危险因素,并及时采取适当的措施进行现场急救,同时能在日常工作中预防此类事件的发生。

本模块主要阐述婴幼儿异物摄入/吸入的常见原因及相关并发症,婴幼儿异物摄入/吸入的日常预防及应对措施。要求学生在理论学习的基础上能够熟练掌握婴幼儿异物吸入/摄入的常见原因及危险因素,并可以独立进行相应的现场急救,以及在婴幼儿日常生活中进行相应的环境布置和教育。

学习目标

1. 熟悉婴幼儿异物摄入/吸入的常见原因及危险因素。
2. 掌握婴幼儿异物摄入/吸入的现场急救。
3. 掌握婴幼儿异物摄入/吸入的预防措施。
4. 树立对婴幼儿异物预防的高度责任感,提高对婴幼儿异物的急救水平。

内容结构

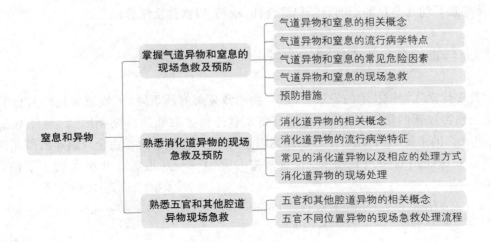

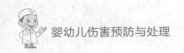

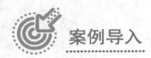

任务一 掌握气道异物和窒息的现场急救及预防

 案例导入

丁丁,一岁半。丁丁的妈妈在给丁丁喂食后,把他放在客厅的护栏里后,自己玩起了手机。丁丁在地上爬,抓起了散落在地上的一个花生米就往嘴巴里塞。丁丁妈妈抬头时发现丁丁面色青紫,呼吸急促,遂立即把丁丁抱去医院抢救,最终抢救无效,医院诊断为气道异物吸入导致的窒息死亡。

思考: 丁丁妈妈第一时间应该用什么急救措施? 如何来预防气道异物呢?

任务要求

1. 了解气道异物吸入和窒息的相关概念及流行病学特征。
2. 掌握气道异物吸入导致窒息的现场急救处理。
3. 熟悉气道异物吸入和窒息的相关预防措施。

一、气道异物和窒息的相关概念

气道异物吸入导致的窒息是儿童死亡的主要原因之一。大部分儿童气道异物吸入发生在 3 岁以下婴幼儿,发病高峰为 1～2 岁。气道异物通常指位于喉、气管或者支气管的异物,可分为外源性和内源性两种。内源性指呼吸道内的痰栓、血块等物质堵塞。外源性指外界物质误入气道,类型多种多样,与儿童接触的环境、物品等相关,常见的异物可包括花生、其他坚果、食物颗粒等。非食物物品如硬币、药片、笔帽等亦容易被误吸入气道。通常气道异物指外源性异物。气道异物的吸入可造成黏膜损伤、出血或梗阻。当异物较小时,可进入支气管,刺激气管黏膜,产生炎症,患儿可表现为咳嗽、发热、呼吸困难等;当异物较大时,可直接阻塞气道,影响呼吸,导致窒息死亡。本模块讨论的窒息为气道异物吸入导致,其他导致婴幼儿窒息的原因有闷热综合征、呛奶、胃食管反流等。

二、气道异物和窒息的流行病学特点

尽管随着现代支气管镜技术的发展,气道异物的致死率有所下降,但气道异物后窒息引起的死亡仍是美国意外伤害致死的第五大原因,并且是婴儿意外伤害致死的首要原因[1]。意外窒息亦是我国 5 岁以下儿童死亡的主要原因,相对于其他发达国家,我国幼儿窒息死亡占全球该年龄段儿童意外窒息死亡的 28%。我国四川省一项调查显示,意外窒息是 0～5 岁儿童意外伤害的主要原因之一,占

---

① West B A, Rudd R A, Sauber-Schatz E K, et al. Unintentional injury deaths in children and youth, 2010-2019[J]. J Safety Res, 2021, 78: 322-330. DOI: 10.1016/j.jsr.2021.07.001.

31.7%，尤其是对于新生儿和婴儿来说，窒息是意外伤害致死的主要原因[1]。我国其他地区也发现意外窒息是婴儿伤害死亡的主要原因。同时，国内一项调查显示，相对于2006年，2016年我国0～4岁儿童意外窒息死亡率明显增加，其主要机制是婴儿期卧床窒息，1～4岁儿童吸入性窒息[2]。

三、气道异物和窒息的常见危险因素

对于婴幼儿来说，气道异物吸入导致窒息的危险因素主要分为两类：内源性因素和外源性因素。

1. 内源性因素

（1）婴幼儿自身发育尚不成熟。婴幼儿磨牙尚未生长，咀嚼功能不完善，会厌软骨发育不完善，小物体易误吸入呼吸道，同时由于婴幼儿气道直径较小，异物进入后易造成梗阻，导致窒息。

（2）自制力差。婴幼儿多可自行站立，倾向于通过口来探索世界，会把小物体放入嘴中，当出现受惊、跑、跳等状况时，物体容易被误吸入气道。

2. 外源性因素

（1）所接触的物品。婴幼儿常接触的物品包括玩具、食物、药物等，此类物品通常形状较小，易于抓取，易被婴幼儿放入口中。

（2）物理环境。幼儿园的药品、玩具部件及坚果类食物随意放置，会导致此类物品易被婴幼儿接触，并被误吸。

（3）社会环境。家长及保育人员对婴幼儿的照护失责，给予婴幼儿坚果类、小玩具部件等易误吸的物品，导致婴幼儿发生误吸。

四、气道异物和窒息的现场急救

1. 气道异物吸入时常见表现

当孩子出现异常时，保育人员可根据以下症状和体征判断是否存在气道异物吸入。

（1）呛咳（剧烈咳嗽）。主要是由异物进入呼吸道，刺激气道黏膜所致。

（2）呼吸困难。尤其是较大物体进入气道时可堵塞气道，导致通气功能障碍，孩子会自觉吸气费力，并可有喘鸣声，若完全堵塞，孩子无法发声同时无法呼吸。

（3）口唇、面色青紫。异物阻塞呼吸道导致机体缺氧，患儿面部及口唇部会出现青紫表现。

（4）其他表现如呕吐、表情异常等。当保育人员在日常照看儿童中发现儿童突然出现上述症状时，需要考虑可能存在气道异物。此时保育人员首先不要慌张，保持冷静，观察周围可能残余的异物，注意患儿呼吸、面色、意识等情况，初步作出判断。

2. 婴幼儿气道异物吸入导致窒息的现场急救流程

（1）确认现场环境安全，确认孩子是否存在气道异物吸入，观察周围的可疑异物，询问目击者。

（2）呼唤孩子或轻拍孩子足底，鼓励年龄较大的孩子尽量咳嗽，同时观察孩子面色、呼吸和意识情况，若出现呼吸困难，面色青紫，应立即采用海姆立克急救法（黄金时间5～7分钟），并拨打120急救电话。

（3）若患儿被发现异常时已出现意识丧失或在急救过程中出现意识丧失，应立即进行心肺复苏，而在进行人工呼吸前应尽量清理孩子口咽部的异物，以防此类异物在打开气道后进行人工呼吸时进一步

———————

① Yao M, Wu G, Zhao Z, et al. Unintentional injury mortality among children under age five in urban and rural areas in the Sichuan province of west China, 2009-2017[J]. Sci Rep, 2019, 9(1): 2963. DOI:10.1038/s41598-019-38936-6.

② Wang L, Gao Y, Yin P, et al. Under-five mortality from unintentional suffocation in China, 2006-2016[J]. J Glob Health, 2019, 9(1): 10602. DOI:10.7189/jogh.09-010602.

进入下呼吸道。婴幼儿气道异物处理流程如图8-1所示。

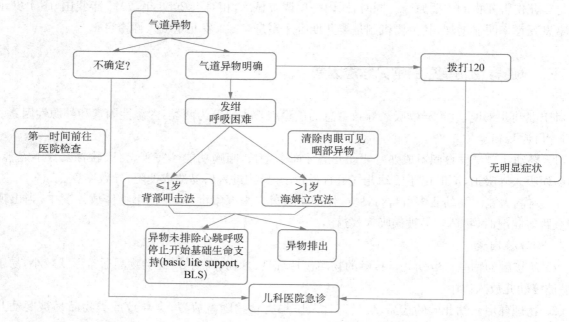

图8-1　儿童气道异物处理流程图

五、预防措施

预防婴幼儿出现气道异物吸入导致窒息的核心是减少婴幼儿接触容易发生气道异物吸入的物品。主要内容可分为物品的管理,环境的设置,家长及保育人员的教育。

1. 物品的管理

儿童气道
异物的
预防措施

为了预防儿童气道异物吸入,建议通过立法的方式管控相应的物品。如"美国消费者产品安全法"禁止州际贸易流通任何含有小零件、对3岁以下儿童存在潜在窒息、误吸或摄入危险的玩具或其他物品。因此,美国提出用小部件测量筒管理此类物品。小部件测量筒(图8-2)是一个直径为3.17 cm,深2.54～5.71 cm的圆筒。在日常生活中可将物品放入小部件测量桶,凡是能够完全放入此测量桶的玩具或其他物品,不建议给婴幼儿玩耍或使用,如弹珠、小橡皮球、乳胶气球等。同时应注意玩具包装袋上的标志,遵循其年龄推荐。

2. 环境的设置

婴幼儿所处的环境中需要隐藏小部件。保育人员应及时打扫地面,整理桌面和柜子,拆下玩具松脱部分,并扔掉碎片,及时收纳玩具和药品,避免这些小部件放在婴幼儿容易接触的位置。

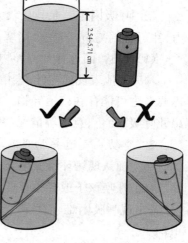

图8-2　小部件测量筒示意图

3. 家长及保育人员的教育

(1) 不应给予婴幼儿硬的或圆的食物,如花生、硬糖、坚果、果冻等。如需喂养固体食物,应仅由成人给予,并且只有当婴幼儿直立坐位时才喂食;年幼儿童的所有餐食都应有成人监督。

(2) 应该教育儿童充分咀嚼食物;不在说话、玩耍、跑动时进食,进食时避免呼喊、逗笑及哭吵。

(3) 不应给予幼儿硬币和其他小部件作为奖励,且注意不要让婴幼儿用嘴含着小部件。

（4）不要给婴幼儿喂养咀嚼性药物。

（5）应注意较大年龄儿童与婴幼儿玩耍时，告知其避免危险物品，并注意其行为。

（6）家长及保育人员本身需要加强基础生命支持培训，能够在危急情况下予以现场急救。

【实训】 掌握海姆立克急救法

海姆立克急救法是对于气道异物的现场急救方法。导入案例中丁丁因误食花生米呛入气道出现呼吸困难，丁丁妈妈应该在第一时间呼叫120时，采取海姆立克急救法进行现场急救，减少丁丁窒息时间。

（一）实训要求

1. 掌握海姆立克急救法前的评估要点。

2. 掌握海姆立克急救法的方法，能够独立为婴幼儿开展海姆立克急救法。

（二）操作方法

1. 海姆立克急救法前的评估。海姆立克急救法可以通过压力尝试将气道异物排出体外，不同年龄大小的儿童采取方式不同。此操作常在紧急情况下实施，需要快速识别儿童情况，选择最合适的方法。当儿童出现意识丧失或心跳呼吸停止时，应立即开始心肺复苏。

2. 海姆立克急救法的步骤。

（1）0～1岁的婴儿，可采取背部叩击法联合胸部按压法。

背部叩击法：跪下或坐下，用一只手的虎口托住孩子的下颌部，开放气道后，将孩子俯卧位骑跨在手臂上面，置于大人膝盖或大腿上，保持头低脚高的姿势，支撑孩子。另一只手以手掌根部用力拍击肩胛骨连线的中点，向内向下方向连续拍击5次，注意观察异物是否吐出，若无则进一步采取胸部按压法。

胸部按压法：将孩子翻转至另一个手臂上，手掌支撑孩子的颈部，仍保持头低脚高的姿势，用另一只手的食指和中指用力按压胸骨中下段（双侧乳头连线的正下方），同样连续快速按压5次，观察是否有异物排出。

若异物没有排出，可重复以上动作，循环5次，直至异物排出（图8-3）。若在上述动作后，孩子出现呼之不应，意识丧失，应立即停止该动作，开始进行心肺复苏。

在进行上述动作急救时，应注意保护孩子的颈部，不要过度用力，避免直接倒挂孩子，损害孩子颈椎。

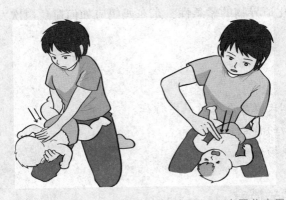

图8-3 背部叩击、胸部按压法示意图（<1岁婴儿应用）

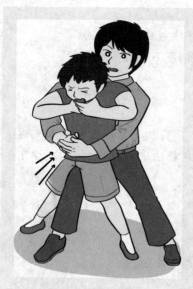

图8-4 海姆立克急救法
（＞1岁儿童应用）

（2）1岁以上的幼儿，采取海姆立克急救法。

海姆立克急救法：施救者站或跪在孩子后方，让孩子双腿略分开，一只腿支撑在孩子两腿之间，将双臂分别从患者两腋下前伸并环抱，一手为空心拳，将拇指侧贴近腹部，抵住肚脐和剑突之间（肚脐上2横指处），另一只手从前方握住此空心拳，用力向上向内挤压冲击，施压完毕后立即放松手臂，然后再重复操作，可重复动作5次，直至异物排出（图8-4）。若孩子出现意识丧失，同样应立即停止该动作，开始进行心肺复苏。

（三）实训评价要点

1. 在进行海姆立克急救法的同时，需要不断评估儿童的意识，一旦出现意识丧失，需立即进行心肺复苏。

2. 在进行婴儿急救时，需要注意保护婴儿颈椎，避免操作导致颈椎损伤。

任务二 熟悉消化道异物的现场急救及预防

 案例导入

东东，3岁。东东妈妈近期给东东买了很多小汽车。今天东东妈妈在给东东更换汽车电池时，听到门铃声，就将纽扣电池和汽车零件放下，转身去开门。东东妈妈回来时，发现东东不断咳嗽，出现流口水的情况，地面的纽扣电池也不见了，遂送东东就诊于医院，检查后发现纽扣电池嵌顿在东东食管，于是进行手术治疗，取出异物，后东东恢复良好。

思考：怎样识别各种消化道异物的紧急性？东东妈妈应如何避免再次发生类似事件呢？

 任务要求

1. 了解消化道异物的相关概念及流行病学特征。
2. 熟悉不同消化道异物的特点。
3. 熟悉消化道异物的现场处理。

一、消化道异物的相关概念

消化道异物是婴幼儿常见的异物摄入方式之一。消化道从上而下分为口腔、食管、胃、小肠、结肠、肛门,大部分异物可顺利通过消化道从肛门排出,但也有部分异物会嵌顿在消化道的任何部位,从而引起相应的临床症状及并发症。孩子在吞入异物后,初期会有短暂的症状或无特殊症状,大多数孩子是被目击有异物摄入而进入医院就诊,但也有部分孩子是在后期出现临床症状后就诊。尽管消化道异物一般不会立即危及孩子的生命,但是保育人员应及时采取适当的措施,减少相关伤害。

二、消化道异物的流行病学特征

消化道异物在儿科很常见,尤其是婴幼儿。但大型的多中心研究显示,与消化道异物相关的死亡率较低,约1/2 206例[①]。我国一项病例系列报告研究提示,一家三甲医院10年间纳入的1 257例儿童消化道异物患者中,8.8%出现并发症,最终2例死亡[②]。因此对于消化道异物,其国内外死亡率均较低,但其引起的并发症、相应的手术干预等仍会增加儿童的健康伤害,增加经济负担。

三、常见的消化道异物以及相应的处理方式

不同的消化道异物导致的危害不同,主要取决于该异物的大小、形状、性质、是否有毒等,需要根据不同的异物采取不同的措施。

1. 硬币

硬币是目前最常见的消化道异物,我国相关研究发现,硬币类异物占53.2%。虽然硬币表面较光滑,不会划伤消化道黏膜,但若嵌顿在食管,就是一种紧急情况,表现为急性吞咽困难,胸痛,有异物感,甚至影响气道导致呼吸困难,此时需要立即进行手术来提取硬币。但若硬币在食管内,并无任何症状及不适,可以观察24小时。在观察期内,2/3的硬币在吞后的最初8小时会进入胃内。若患儿无症状,但吞入硬币24小时内仍未自行通过食管,则需要干预取出硬币。

若硬币进入胃内,但长时间无法自行排出,可采取期待疗法[③],绝大多数会在1~2周内顺利排出,这需要保育人员和家长持续观察硬币有无排出,如硬币在胃内超过4周,则需要进一步就医采用内镜取出。

2. 纽扣电池

纽扣电池也是常见的消化道异物。尽管圆形的纽扣电池不会直接损伤食管黏膜,但在吞入纽扣电池的病例中,大约3%会发生严重后遗症,包括食管瘘、食管穿孔、食管狭窄等。其主要作用机制除了直接压迫性坏死外,电池的两极接触扁平的食管壁还会导电,导致食道液化坏死和穿孔。另外电池内部液体中的腐蚀性物质会逐渐渗漏,进一步影响食管。如果发现婴幼儿可能是电池吞入消化道,需要立即就医取出电池。

3. 尖锐异物

婴幼儿常吞入的尖锐异物有大头针、鱼刺、骨头等,占吞入异物的10%~15%。尖锐异物会直接划破消化道黏膜,导致出血、穿孔等。因此,对于此类异物,千万不可通过服用大量食物企图带下异物,需要立即就医。

---

① Muñoz F M, Maluje J R, Saitua D F. [Gastrointestinal foreign body in children][J]. Rev Chil Pediatr, 2014, 85(6): 682-689. DOI: 10. 4067/S0370-41062014000600005.

② 任路,耿岚岚,肖伟强,等. 儿童消化道异物1 257例病例系列报告[J]. 中国循证儿科杂志,2017,12(5):333-336. DOI:10. 3969/j. issn. 1673-,5501.2017.05.003.

③ 注:期待疗法(Expectant Management)是一种医疗管理方法,它通常用于处理某些非危及生命的状况,在这些情况下,医生可能会建议观察和监测病情,而不是立即进行治疗。在这里是指不需要进行胃镜等积极的医学干预,而通过促进胃动力的方法,加速胃肠道蠕动,促进异物自行排出体外。

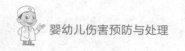

4. 磁体

随着经济的发展,磁体在日常生活中越来越普遍,并且磁体相关玩具也在市场上流行。我国一项研究发现,相对于 2013 年和 2014 年,2017 年和 2018 年小儿胃肠道磁体摄入病例数较前明显增加,可高至 9 倍以上[①]。婴幼儿吞入 2 个或多个磁体,尤其是相继吞入,会隔着肠壁互相吸引,从而导致肠道梗阻、穿孔等并发症。因此对于怀疑婴幼儿吞入此类异物,需要急诊就医完善评估,取出异物。

5. 其他

其他异物如多组件异物、食物嵌顿、长形异物、超强吸水聚合物、含铅异物等,需要在发现后,根据情况采取不同措施。如果是体积较小、无尖锐且无毒的异物,如小玻璃珠等,一般吞下后容易进入胃肠道,数日后可以自行排出,不会有什么危害。

四、消化道异物的现场处理

1. 消化道异物的常见表现

消化道异物的常见表现与该异物的特点、所处位置等都密切相关。保育人员可根据下述症状初步判断孩子是否存在消化道异物。

(1)咽喉部。主要表现为咽部疼痛、流涎、咽下困难等,多见于骨头、鱼刺等卡在咽喉部。

(2)食管。可表现为无症状,亦可表现为拒食,吞咽困难,胸痛,流涎或呼吸道症状(咳嗽、喘息、窒息)等。若是尖锐物体可划破食管黏膜,导致呕血等消化道出血表现。

(3)胃肠道。一般异物进入胃肠道不会引起症状。但若异物堵住胃出口,婴幼儿会出现呕吐、拒食等表现。当磁体类异物进入肠道,会导致肠道梗阻、穿孔等并发症,伴随腹痛等症状。

需要注意的是,婴幼儿可能无法表述其不适症状,而以反复哭吵、流涎、咳嗽、拒食等为主要表现,需要引起保育人员的注意。并且,消化道异物的症状较隐匿,可能初期出现症状后就消失,此时不可掉以轻心,需要及时送医。

2. 消化道异物的应急处理流程

当保育人员在日常照看儿童中发现或怀疑其存在消化道异物时,需要观察可能的异物信息,再为婴幼儿处理。

(1)先确认现场环境安全,确认孩子是否存在消化道异物,观察周围的可疑异物,询问目击者。

(2)对孩子进行生命体征评估(呼吸、意识、循环等),若孩子体征平稳,可用手电筒观察孩子口腔情况,初步判断异物性质和位置,再及时送医;若孩子生命体征不平稳,需要立即送医;若出现窒息、心脏骤停等情况,需要立即进行心肺复苏,同时呼叫 120。

(3)注意在处理消化道异物时,不要盲目取出异物,需要及时送医。

消化道异物的预防措施同"气道异物和窒息"的预防措施相仿,需要采取相应物品管理,设置合适环境,加强教育等方式进行预防。

【实训】 掌握误食纽扣电池的现场识别及处理原则

纽扣电池仍是婴幼儿消化道异物的常见物品。导入案例中东东误食了纽扣电池,因送医及时并未造成严重后果。但纽扣电池存在化学毒性和物理压迫性,可造成严重并发症甚至死亡,因此一经怀疑,需要立即就诊。

---

① Wang K, Zhang D, Li X, et al. Multicenter investigation of pediatric gastrointestinal tract magnets ingestion in China[J]. BMC Pediatr, 2020, 20(1): 95. DOI:10.1186/s12887-020-1990-9.

(一) 实训要求

1. 熟练掌握误食纽扣电池的现场识别。

2. 掌握误食纽扣电池的处理原则。

(二) 操作方法

1. 现场识别。纽扣电池摄入的症状多不典型,可表现为吞咽困难、呕吐、发热、咳嗽等症状。纽扣电池不同嵌顿部位会表现不同症状。当嵌顿于食管上段时,可表现为咽部不适、呛咳、声音嘶哑、流涎拒食、胸痛等,并可能导致严重并发症,包括食管穿孔、主动脉出血等危及生命;当位于胃中时,可表现为腹痛等不适,导致胃溃疡等并发症;当位于肠道时,可表现为腹痛、腹胀、血便等,需警惕消化道出血、穿孔及肠梗阻等并发症。

2. 处理原则。一经怀疑婴幼儿存在纽扣电池误食,需立即前往医院。

(1) 在家中及入院前:每10分钟含10 mL(2茶匙)蜂蜜,这些稠厚液体可以覆盖电池,减少与黏膜的接触。但需注意蜂蜜有肉毒杆菌感染风险,婴儿应避免使用。

(2) 到医院后:X线是诊断消化道异物的主要方法,也是怀疑摄入纽扣电池的首选检查,应进行颈、胸、腹正侧位X线检查,以确定异物是否存在及其位置。

(3) 纽扣电池处理:应根据患儿年龄、症状、误食时间、不同部位等,选择不同的治疗方案,包括内镜干预、外科手术等。

(4) 纽扣电池取出后:需根据病情选择不同的饮食方式,必要时需要禁食禁水。

(三) 实训评价要点

1. 现场识别。当儿童出现突发的不适,包括咳嗽、发热、流涎等非特异性表现时,需要考虑是否存在异物摄入情况,考虑存在纽扣电池摄入可疑史时,需要立即前往医院。

2. 院前处理。可以给儿童喂食适量蜂蜜等黏稠液体,减少纽扣电池与黏膜的接触。

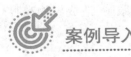

任务三 熟悉五官和其他腔道异物现场急救

案例导入

西西,2岁半。西西今天和爸爸妈妈去海滩边玩耍,在玩耍沙子的时候,不小心将沙子洒进了眼睛,看不见东西,西西妈妈立即带西西去医院就诊,经过眼科医生处理后,西西眼睛恢复了健康。

思考:西西妈妈在发现西西眼睛进沙子时可以做什么?有什么好办法可以促进眼部异物排出?

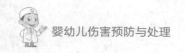

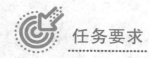

任务要求

1. 掌握五官和其他腔道异物的相关概念。
2. 了解五官不同位置异物的现场急救处理流程。

一、五官和其他腔道异物的相关概念

五官和其他腔道的异物也容易发生在婴幼儿中。五官异物包括眼异物、耳异物和鼻腔异物。其他腔道的异物可能是尿道异物、阴道异物及肛门异物。

1. 眼异物

在日常生活中,异物入眼是常见的眼部损伤方式之一。眼异物是指异物进入眼导致眼部组织损伤,严重者会影响婴幼儿视功能发育导致视力丧失。当异物入眼时,可引起不同程度的眼部异物感、畏光、流泪、疼痛等,孩子会不由自主想要揉擦,眨眼频繁,并出现视物能力下降。此时需要保育人员多观察,多关注。

2. 耳异物

耳是重要的听觉器官。在生活中,许多异物都有可能入耳,如昆虫、种子等。耳异物常指异物进入外耳道导致的损伤,由于鼓膜的阻隔,异物不会进入中耳,但昆虫这类有生命的异物可损伤外耳道皮肤或鼓膜,造成听力下降等并发症。当异物入耳时,若异物较小,可长期无症状,而较大异物进入时,可引起耳痛、耳鸣,听力下降等表现,婴幼儿可能因无法表达,表现为烦躁、哭闹、抓耳朵等行为。由于异物入耳比较隐匿,需要保育人员定期对孩子进行耳道清洁,并注意孩子的异常行为。

3. 鼻腔异物

鼻腔异物对于婴幼儿也很常见,各种小零件都可以进入鼻腔。鼻腔异物如果无毒且处理及时,不会引起损伤,但若不能及时处理会造成鼻腔黏膜肿胀,肉芽组织增生,影响婴幼儿呼吸,若处理不当可造成气道异物,有些异物甚至会破坏嗅觉神经。当异物入鼻时,常表现为反复流脓涕,甚至带有臭味,可伴有血丝,同时有头痛、呼吸重等表现。保育人员需注意婴幼儿的异常表现,及时发现鼻腔异物。

4. 其他腔道异物

其他腔道异物包括尿道、阴道、肛门处异物,小年龄儿童较少见,但若出现此处的异常行为表现,保育人员同样需要引起注意,排除异物可能。

二、五官不同位置异物的现场急救处理流程

1. 眼异物的现场急救处理流程

(1)先确认现场安全,根据异物残留等了解眼异物的性质和类型,可询问目击者。

(2)禁止婴幼儿揉搓眼睛。对于婴幼儿,需要控制他的双手,以防其双手揉搓眼睛,造成异物和眼球的摩擦,进一步加重眼部损伤。

(3)根据异物性质采取不同措施。

① 若异物为沙尘类,可等孩子眼泪大量涌出时,让其尽量睁开眼睛并眨眼,泪水可将异物冲出眼睛。或者可将孩子的患眼撑开,用湿棉签等将异物轻轻沾出,用生理盐水或冷开水冲洗眼睛。

② 若异物为尖锐物品,需要让孩子尽量减少眨眼,用干净纱布覆盖于眼睛,并立即送医。

③ 若异物为化学类物品,需要用干棉签尽量将异物取出,再用流动清水冲洗眼睛 15 分钟以上,并立即送医。

(4)当异物无法判断,或异物难以处理时,需要立即送医。

2．耳异物的现场急救处理流程

（1）先确认现场安全，根据异物残留等了解耳异物的性质和类型，可询问目击者。

（2）可用手电筒观察孩子外耳道内侧，初步判断异物的性质和位置，并做出相应措施。

① 若异物为昆虫类，可采用光透法和淹毙法两种。光透法指到黑暗处，用光照射耳道口，利用昆虫喜光的特点，可使其爬出；淹毙法指在确认鼓膜完整的前提下，可往耳道内倒一点干净的清水，使其淹毙或逃出，几分钟后可让耳道朝下，将其倾倒出来。若无法取出，需立即送医。

② 若异物为植物类种子。应禁止用水冲洗耳道，避免其膨胀。当其位置较浅时，可用挖耳勺从不同方向边缘处挖出。或者可以采用让孩子单脚跳的方式，尽量耳朵向下，轻拍外耳廓。若仍无法取出，需立即送医。

③ 若异物为玩具类，可采取种子类方式将其取出。

（3）当异物不可见或可能是其他有危险的异物，以及异物无法取出时需要立即送医。

3．鼻腔异物的现场急救处理流程

（1）先确认现场安全，根据异物残留等了解鼻腔异物的性质和类型，可询问目击者。

（2）可用手电筒观察患儿鼻腔内部，尽量明确异物位置和性质，并给予相应措施。

（3）尽量鼓励孩子用口呼吸，避免强行抓出或拉出鼻内物，此类不当行为可能导致异物进入更深，甚至进入气道。

（4）若异物较小，无边角，可通过刺激鼻腔，使孩子打喷嚏，将异物喷出，或可参考英国格拉斯哥皇家儿童医院耳鼻喉科的马里塞医生介绍的鼻腔异物取出的新方法——"母亲之吻"。但这需要保育人员具有较为熟练的手法并向孩子说明用意，作出适当承诺，取得一定的配合。首先使孩子端坐或直立，稍张口；其次保育人员需要张口贴紧孩子的嘴，将嘴覆盖住孩子的嘴；然后用一根手指按压住没有异物的一侧鼻孔使其闭塞；最后趁孩子呼气时猛吹一大口气，空气将通过有异物的鼻腔并将异物带出，排出体外（图 8-5）。

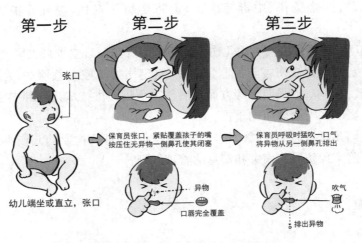

图 8-5 母亲之吻（婴幼儿鼻异物处理）

（5）若异物无法排出或异物较大不可见时，需要立即送医。

【实训】 掌握沙尘异物入眼的处理方法

沙尘类异物进入眼睛是儿童玩耍过程中比较常见的现象，可出现明显的异物感、刺痛、畏光、流泪等。案例中西西在玩耍时出现沙尘进入眼睛，经眼科治疗后好转。但不正确的处理方式可加重异物对于眼睛的损伤，严重者可导致失明。这里介绍如何正确处理沙尘类异物入眼的方法。

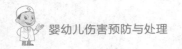
婴幼儿伤害预防与处理

（一）实训要求

熟练掌握沙尘类异物入眼的处理方法。

（二）操作方法

1. 让孩子保持镇定,控制其双手,避免用手揉搓眼睛,观察异物是否植入眼球。

2. 若异物没有植入眼球,可等到泪液大量分泌,让泪水冲去异物;或者将眼睛撑开,用生理盐水冲洗眼睛或用消毒棉签蘸取生理盐水轻轻擦去,后用眼药水滴眼。

3. 若仍不能清除异物或异物植入眼球,需要立即送往医院。

（三）实训评价要点

避免孩子揉搓眼睛。当儿童出现眼异物时,可出现哭吵,并忍不住用手揉搓眼睛,因此要控制住儿童双手,减少对眼的损伤。

思政园地

2021年国务院印发《中国儿童发展纲要（2021—2030年）》。该纲要依据宪法和未成年人保护法等有关法律法规,按照国家经济社会发展的总体目标和要求,结合我国儿童发展的实际情况,参照联合国《儿童权利公约》和2030年可持续发展议程等国际公约,对儿童围绕健康、安全、教育、福利、家庭、环境、法律保护7个领域,提出了70项主要目标和89项策略实施。其中一条主要目标提出"减少儿童跌倒、跌落、烧烫伤和中毒等伤害的发生、致残和死亡",并提出相应的策略措施,需要预防和控制儿童跌倒、跌落、烧烫伤、中毒等伤害,预防婴幼儿窒息,提升看护人对婴幼儿有效照护能力。

2021年国务院印发了《托育机构婴幼儿伤害预防指南（试行）》,要求最大限度保护婴幼儿的安全健康,切实做好伤害防控工作,建立伤害防控监督制度,制定伤害防控应急预案,为托育机构管理者和工作人员在安全管理、改善环境、加强照护等方面开展伤害预防提供技术指导和参考,反映了党中央对于儿童尤其是3岁以下婴幼儿安全健康的重视。

请思考:浏览《中国儿童发展纲要（2021—2030年）》和《托育机构婴幼儿伤害预防指南（试行）》,托育人员应如何制定和落实预防异物伤害和窒息的管理细则?

模块小结

婴幼儿的异物损伤是意外伤害中致死的主要原因之一,尤其是气道异物吸入导致窒息是首要原因。因此,保育人员需要了解婴幼儿异物摄入、吸入的常见原因及表现,掌握现场处理的急救流程,及时送医,并通过园区内调整、人员培训等措施进行相应的预防,减少此类事件的发生。由于婴幼儿症状不典型,因此保育人员需要更加认真、细心地关注婴幼儿的表现,从而能够及时发现异常行为,早期处理,保障婴幼儿的健康。

在线练习

思考与练习

一、单项选择题

1. 气道异物吸入导致的窒息是(　　　　)意外伤害死亡的首要原因。

A. 3 岁以内　　　　　　B. 4～6 岁　　　　　　C. 7～12 岁　　　　　　D. 12～18 岁

2. 婴幼儿气道异物吸入常见表现,以下说法错误的是(　　　)。

A. 呛咳　　　　　　B. 呼吸困难　　　　　　C. 面色青紫　　　　　　D. 四肢抖动

3. 儿童消化道异物最常见的类型是(　　　)。

A. 硬币　　　　　　B. 磁体　　　　　　C. 食物嵌顿　　　　　　D. 纽扣电池

4. 眼异物现场处理绝不可采取的措施是(　　　)。

A. 揉搓眼睛　　　　　　B. 清水冲洗　　　　　　C. 干棉签除去异物　　　　　D. 湿棉签除去异物

二、多项选择题

1. 下列说法错误的是(　　　　　)。

A. 可以正常喂给婴幼儿吃花生米等坚果

B. 婴幼儿表现好时,可给予小珠子等物品奖励

C. 应把药品放置于婴幼儿接触不到的地方

D. 可以喂婴幼儿吃维生素 C 咀嚼片

2. 下列说法错误的是(　　　　　)。

A. 纽扣电池进入消化道不用处理

B. 婴幼儿卡鱼刺时可以喝点醋,不需要看医生

C. 硬币卡在食道内不用处理,可以一直等它滑下去

D. 消化道异物死亡率很低,可以用期待疗法,不需要就医

3. 下列说法错误的是(　　　　　)。

A. 鼻腔异物可直接用手将异物拉出

B. 不管是什么耳异物,均可用清水清洗倒出

C. 不管是什么眼异物,均可用清水冲洗

D. 耳内有昆虫时可通过淹毙法将昆虫取出

三、简答题

1. 如何对 1 岁以上孩子进行海姆立克急救法?

2. 若儿童沙尘入眼应如何处理?

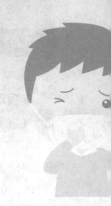

模块九
中　毒

模块导读

　　儿童中毒是全球主要的公共卫生问题,由于儿童心理和认知处于不断发育的阶段,其对药物和毒物的认知水平较低,从而更易导致中毒事件发生。儿科中毒的流行病学模式,因国家而异,受到当地的习俗和信仰、人口、该地区的社会经济地位和教育水平、家庭以及特定毒药的影响。此外,中毒的模式还可能因个人的年龄、性别、所在区域、毒物种类而异。

　　婴幼儿发生的中毒大多数都是无意性事件。尽管有时被称为"意外事件",但在伤害预防文献中更倾向于使用"无意性事件",因为"意外"这个词意味着随机的、无法控制的事件。中毒与其他类型的损伤一样,是可了解、可预测并且可预防的事件。

　　本模块主要阐述婴幼儿中毒的概念、流行病学特征、中毒高危因素及急救措施。要求学习者在理论学习的基础上能够熟练掌握婴幼儿中毒的发生原因,具备管理中毒物质及中毒风险的意识,并能对可疑中毒的婴幼儿进行急性院前急救。

学习目标

1. 掌握婴幼儿中毒的常见原因。
2. 掌握婴幼儿中毒的高危因素。
3. 掌握婴幼儿中毒的现场急救。
4. 树立对婴幼儿中毒预防的高度责任感,提高急救水平。

内容结构

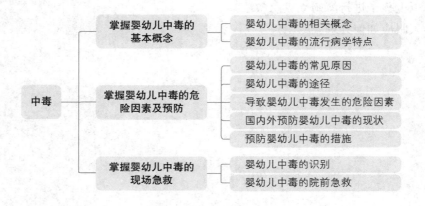

任务一　掌握婴幼儿中毒的基本概念

案例导入

小宝,11月龄。他拿着桌子上奶奶刚买回来的"饼干"在吃,他不知道,这些"饼干"是奶奶买回来的灭鼠药,大概吃了5～6块的时候,奶奶进来发现了,立即将小宝抱去医院抢救,避免了惨案的发生,医院诊断小宝为溴敌隆中毒。

思考:你认为照护婴幼儿时应注意哪些环境安全?

任务要求

1. 熟悉婴幼儿中毒的概念。
2. 了解婴幼儿中毒的流行病学特征。

一、婴幼儿中毒的相关概念

各种有毒物质通过不同途径进入人体内,引起某些器官和组织的生理功能或组织结构的损害,并在临床出现中毒症状和体征被称为中毒(poisoning)。大量毒物在短时间内进入体内,会引起一系列中毒症状,严重者可危及生命,这种情况被称为急性中毒(acute poisoning)。小儿中毒多为急性中毒,是儿科急诊中第三位常见的损伤性疾病。

二、婴幼儿中毒的流行病学特点

1. 婴幼儿中毒的流行病学特点概述

根据世界卫生组织(WHO)的数据,婴幼儿中毒的发病率在全球范围内存在一定的变化和差异。具体的发病率数据会受到多种因素的影响,包括地区、经济水平、卫生条件、教育水平等因素。一般来说,婴幼儿中毒的发病率在发展中国家和一些社会经济较为落后的地区可能会较高,而在发达国家和地区可能相对较低。然而,由于婴幼儿中毒的报道和监测存在一定的局限性,全球范围内的确切发病率数据可能难以准确获取。

在美国6岁以下儿童中,每年约有100万例毒物暴露上报至美国毒物控制中心协会(American Association of Poison Control Center, AAPCC)。调查显示,90%以上的中毒暴露发生在家中。中毒类型因年龄和性别而异。青春期前,中毒在男孩中略多见,但这种趋势在青春期发生了逆转,在13～19岁年龄段约60%的中毒发生于女孩。大多数幼儿中毒被归类于无意性事件(如探索性摄入、治疗错

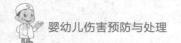
误）。相比之下，青少年中毒暴露中有一半以上都是有意的[1]。

英国国家中毒信息服务[2]在2019—2020年接到了大约9 550通关于儿童中毒的电话。在2012—2017年，英国国家医疗服务体系（National Health Service，NHS）中有25 591名5岁以下儿童因意外中毒而住院，较过去30年来呈下降趋势。单一中心的研究估计，约2%的儿童急诊科就诊与中毒有关。其中，大约一半涉及药物。

中国卫生部统计的资料显示，中毒高居意外死亡的第3位，也是我国1～4岁儿童的首位死亡原因。西南局部地区报道显示[3]，2014—2020年该地区因中毒住院的患儿共1 755例，主要发生在农村地区，以药物、化学性物质为主。目前，国内儿童中毒人群发病率等流行病学数据尚需大规模、多中心的研究。

2. 不同毒物暴露的流行病学特征

2014年美国国家中毒数据系统（National Poison Data System，NPDS）年度报告指出：5岁及以下儿童最常见暴露的前3位毒（药）物依次为化妆品/个人护理产品（14.0%）、家庭清洁物质（11.0%）和镇痛药（9.3%）。中毒导致死亡最常涉及的物质类型包括：烟雾/气体/蒸汽（主要为一氧化碳）、镇痛药、不明药物、抗组胺药、酒精、兴奋剂和街头毒品。

国内报道儿童急性中毒[4]，前三位依次为：药物中毒（52.3%），生活化学品中毒（35.6%），杀鼠药中毒（5.8%）。值得重视的是急性中毒致死的患儿中，鼠药类及杀虫剂中毒构成比占92.8%。Dai Q等报道[3]，在城市地区，中毒主要由药物（47.2%）引起，化学制剂（10.5%）和酒精（9.6%）也有一定比例。在农村地区，主要由农药（52.1%）和药物（17.9%）引起，中毒途径多为消化道（95.2%），多数为意外中毒（92.3%）。经及时治疗，大多数患者无重大器官损害、后遗症或残疾，死亡率低（1.0%）。我国伤害监测系统（NISS）对2006—2008年监测数据分析及全国中毒咨询热线2008年1月1日至2013年12月期间儿童中毒咨询病例共计4 665例的分析均得出相似结果。

【实训】 了解婴幼儿中毒的发展趋势

了解婴幼儿中毒流行病学发展趋势，有助于加深对婴幼儿中毒流行病学的理解，提高应对中毒事件的能力，促进中毒事件的预防和控制工作。

（一）实训要求

回顾性调查婴幼儿中毒事件的发生情况，包括发生地点、中毒原因、年龄分布等信息。收集的数据可以通过统计学方法进行分析，揭示中毒事件的规律和特点。

（二）操作方法

进行回顾性调查婴幼儿中毒事件的发生情况，可以按照以下步骤进行：

1. 收集资料：收集与中毒事件相关的所有资料，包括事件发生时的记录、医疗报告、相关调查报告、目击者证词等。确保收集到的资料是全面、准确的。

---

① Gummin DD, Mowry JB, Beuhler MC, et al. 2020 Annual Report of the American Association of Poison Control Centers' National Poison Data System（NPDS）：38th Annual Report. Clin Toxicol（Phila），2021 Dec；59（12）：1282-1501. doi：10. 1080/15563650. 2021. 1989785.

② https://www. thebts. org/wp-content/uploads/2022/07/Public-statement-on-toxicity-v1. 1-July-2022-1. pdf.

③ Dai Q, Wang L, Gao X, et al. Clinical and Epidemiological Characteristics of Acute Poisoning in Children in Southwestern China：A Review of 1755 Cases from 2014 to 2020 [J]. Int J Gen Med, 2022, 15（1332142）. DOI：10. 2147/IJGM. S342253.

④ 沈裕，陈健，郝雯颖，等. 儿童急性中毒449例临床特征分析[J]. 中国乡村医药，2023，30（15）：41-43. DOI：10. 3969/j. issn. 1006-5180. 2023. 15. 019.

2. 审查资料：仔细审查收集到的资料，了解中毒事件的发生经过、受影响的婴幼儿情况、医疗处理过程等。分析资料中可能存在的疏漏或矛盾之处。

3. 重新访谈相关人员：如果可能，重新访谈当事人、目击者、医疗人员等，进一步了解事件发生时的情况、处理过程和可能的原因。补充并核实之前收集到的信息。

4. 数据分析：对收集到的数据进行分析，包括中毒事件的时间分布、受影响人群的特征、中毒原因等方面。通过数据分析，找出事件发生的规律和可能的影响因素。

5. 撰写总结报告：根据资料审查和数据分析的结果，撰写一份总结报告，详细描述中毒事件的发生情况、可能的原因、影响和建议的改进措施。报告应包括清晰的结论和建议，便于后续的预防工作和应对措施。

通过以上步骤，可以对婴幼儿中毒事件的发生情况进行全面回顾和分析，为未来的预防工作提供有益的经验和教训。

（三）实训评价要点

为了全面评估婴幼儿中毒事件，关键要点包括全面收集资料、仔细审查资料、重新访谈相关人员、数据分析和撰写总结报告。通过这些步骤，可以确保调查的准确性和可靠性，为预防类似事件再次发生提供有效的指导和支持。

掌握婴幼儿中毒的危险因素及预防

案例导入

元宝，3岁。在外面和邻居家小朋友玩了半天，满头大汗，跑回家到处找水喝，忽然看见水池边的地上有一瓶矿泉水，拿起瓶子就喝了半瓶，喝完后不久出现呕吐、腹痛等不适，原来矿泉水瓶里装的是稀释的百草枯，元宝被立即送往医院抢救。经过医院抢救之后，元宝住进了ICU进行血液净化治疗。

思考：元宝为什么会中毒？事件中哪个环节出错了？

任务要求

1. 了解婴幼儿中毒的常见原因。
2. 熟悉婴幼儿中毒的高危因素。
3. 掌握婴幼儿中毒的国内外预防现状及措施。

一、婴幼儿中毒的常见原因

儿童中毒的原因主要与儿童无知、好奇、对毒物不能进行辨别以及儿童生活环境有关。同时家长及保育人员疏忽、医务人员的差错、饮食不卫生也是造成儿童中毒的重要原因。儿童中毒主要原因包括：儿童误服、家长因素、医源性中毒、自杀等。

1. 儿童误服

误服误食主要见于1～5岁的儿童，由于此年龄阶段的幼儿无知好奇，模仿力强又不能识别有毒与无毒的物质，如果家长对药物和化学制品（干洗剂、化妆品）等保管不当，幼儿易误服中毒。化学类中毒主要为灭鼠药中毒和农药中毒，灭鼠药中毒又以毒鼠强及氟乙酰胺中毒居多，由于灭鼠药制作形式多样、外观诱人，且大多被拌入香甜的食品如水果、方便面、葡萄干等制成毒饵，易致使儿童中毒。有机磷农药中毒主要因皮肤吸收、误服、食用喷洒过农药的蔬菜而引起。植物中毒多见于幼儿及学龄期儿童，他们在户外活动时对植物的好奇心强，对植物的识别能力不足，缺乏生活常识，易食用有毒物质而中毒。

2. 家长因素

家长错用药品和其他物质也常致儿童中毒，如看错品名、用错剂量，将外用药物服用，甚至强酸强碱灼伤等。

3. 医源性中毒

医源性中毒因素包括用药错误、过量或疗程过长等。

二、婴幼儿中毒的途径

毒物被摄入体内的途径包括：经皮肤黏膜吸收（如有机磷农药、金属汞、部分磷化物等），经呼吸道吸入（如一氧化碳等），经胃肠道摄入（绝大部分毒物），以及经皮下、静脉注射（医源性药物过量）。进入体内的毒物通过局部刺激腐蚀作用（强酸强碱）、抑制生理性酶活性（有机磷农药）、干扰细胞膜或细胞器功能（四氯化碳）及竞争特异性神经细胞受体（毒鼠强）等机制发挥毒理作用。毒物主要在肝脏通过氧化、还原、水解等作用进行代谢，大部分毒物经代谢后毒性降低并通过肾脏、消化道、呼吸道及皮肤、内分泌腺进行排泄。

三、导致婴幼儿中毒发生的危险因素

婴幼儿中毒的危险因素涉及人、高危物品和环境条件等多个方面。详见表9-1。

表 9-1　哈顿矩阵模型应用于儿童中毒的危险因素

	儿童自身因素	作用物	物理环境	社会经济环境
中毒前	年龄与发育因素（如好奇心、判断力）；性别；父母的监护	物品包装容易打开；物品具有一定的吸引力；物品标签缺失；物品存储不当	儿童可触及的橱柜；没有锁紧装置的储物柜；物品暴露状态	没有制定对有毒产品和危险物品管理制度和标准；贫穷；监护者对毒物和中毒风险缺乏认识
中毒时	孩子对摄食的保密；父母没有注意到不寻常的行为	有毒的化学物品；使用剂量；容易分辨出是否被使用过（如物品为液体而不是固体）	儿童不被发现的情况下摄入物质的地方	监护人缺乏如何应对的意识；卫生保健工作者未合适、及时清除毒物
中毒后	孩子无法对发生事件进行有效沟通；无法进入毒物控制中心通道	没有特定解毒剂的化学药剂	缺乏充分的院前护理，急救护理和康复	没有毒物控制中心或缺乏该类中心的联系方式；缺乏获得紧急医疗服务的机会

1．发育因素

幼儿的正常发育过程[①]，包括对所处环境的探索，会使他们有中毒的风险。当儿童能活动时，他们能在家里到处活动；他们会学着打开储物柜并搜索里面的东西；当儿童开始行走时，他们或许能够抓到之前够不着的物品，如放在台面上的东西；精细运动技能的提高使年幼儿童能打开简单的螺旋盖杯或瓶盖；好奇心和对口腔刺激的渴望可能会使孩子将新接触的物品直接放进嘴里尝尝或者吞下；学龄前儿童可能试图通过使用有毒的清洁产品，或者通过自己用药来"帮忙"。

虽然他们具有咽下这些物质的运动能力，也许还具备希望取悦他人的社交技巧，但幼儿尚不能理解中毒的危险或概念。学龄前儿童通常能理解危险的概念，能理解并遵循简单的规则，但在无人监管时就可能发生中毒。此外，一些儿童的冲动会使其中毒风险更大。

2．环境因素

环境因素也可促发中毒事件[②]。大多数家庭有很多潜在的有毒物质，特别是在厨房（如洗碗机用清洁剂包/球）、浴室、洗衣间（如洗衣球）和车库中。一些频繁使用的物品（如清洁产品）可能被储存在矮柜中以便取用。对于一些非常常用且十分熟悉的产品，家长可能并不重视其毒性。

经常使用或服用的产品或药物也许储存得当，但在使用过程中可能会暂时放在儿童够得着的地方（如药品收纳盒）。2001—2008 年，在因接触可能中毒剂量的药物而到医疗机构进行评估并上报至 AAPCC 的病例中，儿童自己接触药物的情况占 95%。物质外观相似对于较小的孩子来说也是一个问题。一些药物看起来与糖果一样。类似地，一些清洁产品可能看起来像食物或果汁，或是储存容器与食物或果汁所使用的相似。药物、毒品或其他物质滥用在学校或家庭的可及性也使易感青少年群体面临进一步的风险。

四、国内外预防婴幼儿中毒的现状

1．国外预防婴幼儿中毒的现状

与其他类型的损伤一样，中毒的预防策略可分为一级（事前）、二级（事中）和三级（事后）预防策略。

一级预防涵盖了所有防止中毒事件发生的行动，如立法、产品工程和教育工作。自 1906 年开始，美国就实施立法和监管手段来防止儿童、青少年和成人发生毒物暴露。除了儿童安全包装和单位剂量包装之外，还设计了其他防止中毒事件的产品，比如：防止儿童接触有毒物质而设计的储存和落锁装置；对盛放液体药物的瓶子使用限流装置等。教育工作包括：社区宣传项目、大众媒体宣传活动或在临床环境中开展宣传教育。

二级预防是指在疾病或伤害已经发生，但尚未造成严重后果之前，通过早期干预和控制措施来减少疾病的进展和严重程度。在毒物相关事件中，设立中毒控制中心和采取多种净化方法是常见的二级预防策略。通过设立中毒控制中心，可以及时响应中毒事件，提供中毒事件的紧急救援、处理和咨询服务，减少中毒事件造成的伤害和后果。中毒控制中心还可以监测毒物使用情况、分析中毒趋势，为预防和控制中毒事件提供科学依据。截至 2015 年，美国已建立了 55 个中毒控制中心。英国的中毒控制中心由国家中毒信息服务（National Poisons Information Service，NPIS）和英国中毒信息中心（UKPIC）两个机构共同提供支持和服务。NPIS 是英国的中毒控制中心网络，由四个地区中毒信息专业中心（PICs）组成，分别位于爱丁堡、纽卡斯尔、曼彻斯特和伦敦。这些中心提供中毒事件的紧急救

---

① Spiller HA, Ackerman JP, Spiller NE, et al. Sex- and Age-specific Increases in Suicide Attempts by Self-Poisoning in the United States among Youth and Young Adults from 2000 to 2018. J Pediatr 2019；210：201.

② Wang GS, Hoppe JA, Brou L, et al. Medication organizers (pill minders) increase the risk for unintentional Clin Toxicol (Phila). 2017；55(8)：897. Epub 2017 May 4. pediatric ingestions.

援、治疗建议和信息咨询服务，协助医疗专业人员和公众处理中毒事件。UKPIC 是一个专业机构，提供有关中毒事件的咨询和信息服务，帮助医疗专业人员和公众识别中毒物质、评估风险和采取应对措施。中毒控制中心可 24 小时提供中毒信息，中毒暴露的相关电话处理、建议以及咨询。他们还能在中毒预防、诊断和治疗方面提供专业和公共教育。净化是在发生毒物暴露后减轻中毒损伤的另一种方法。在处理毒物时，可采用多种不同的净化技术或方法，以确保更全面、高效地去除污染物，比如给予吐根糖浆和活性炭。而在欧洲，各国通过欧盟玩具安全指令和化学物质法规来确保产品安全。

三级预防包括出现症状后将损伤或毒性作用降至最低的措施，如急诊医疗服务、住院治疗和应用解毒药等。三级预防策略（特别是应用解毒药）根据具体的毒物暴露而有所不同。

2. 国内预防婴幼儿中毒的现状

我国中毒和临床毒理学起步较晚，中毒控制与信息咨询中心也不普及。但我国中华医学会也成立了急性中毒防治专业组，制定了我国急性中毒治疗指南及推荐意见的解读、总结和应用。国内预防婴幼儿中毒的现状存在一些问题，主要表现在以下三个方面：

首先，法规不够完善。目前国内对于儿童中毒事件的法规制度还不够完善，缺乏针对儿童中毒的专门法规和标准。相关部门可以加强立法工作，制定更具针对性的法规，规范药品、化学品等危险品的生产、销售和使用，以减少儿童中毒事件的发生。

其次，教育宣传不足。对于家长、监护人和保姆等照顾儿童的人员，关于儿童中毒的预防知识和急救措施的宣传教育还不够到位。相关部门可以通过多种渠道，如媒体、学校、社区等，加强对儿童中毒预防知识的宣传普及，提高家长和照护者的风险意识和应急能力。

最后，安全设施不完备。一些家庭、学校、幼儿园等儿童活动场所的安全设施不完备，药品、清洁剂、化学品等危险品未能妥善存放，容易让儿童接触到。相关部门可以加强对这些场所的安全检查和指导，督促其加强安全管理，确保儿童的生命安全。

综上所述，为了更好地预防婴幼儿中毒事件的发生，国内可以加强相关法规的完善，加大对儿童中毒预防知识的宣传普及，以及督促各类场所加强安全管理，确保儿童的安全健康成长。

五、预防婴幼儿中毒的措施

2008 年 WHO 欧洲儿童伤害报告将预防中毒的建议和关键策略归类为以下四类：去除有毒制剂；通过并执行要求药物和毒药进行儿童防护包装的立法，以非致命数量的药品包装；建立毒物控制中心，制作毒物控制中心的贴纸，并知晓全国毒物控制中心的电话号码；安全储存。例如，妥善保管药品及其他有毒物品；常规管理或取消被误认为可以食用的有毒物质的供应；教导儿童避免使用有毒物质，降低药物和有毒产品的包装吸引力；药品不能以"糖果"命名；提供家庭、学校安全教育和设施。

保育人员可参考以上策略，制定适合自身的预防措施：首先，制定有毒有害高危物品的管理制度。托育机构和幼儿园须制定相关有毒有害物质的规章制度，加强高危物品的管理。其次，妥善保管有毒有害物品。确保幼儿无法触及到有毒有害的危险品，比如用于幼儿园和托育机构的消毒剂、清洁剂，医务室的药品等，必要时可设置带锁装置。最后，安全教育。保育人员应对孩子进行预防急性中毒的安全教育，如通过贴纸游戏等让孩子了解高危物品、药品、有毒植物等，提高对身边有毒有害物质的辨别能力。同时，应引导孩子获得有关毒物控制中心的急救通道、电话号码等，以及时让孩子获得急救护理及自我保护能力。

【实训】 学会应用哈顿矩阵模型分析婴幼儿中毒高危因素

（一）实训要求

1. 掌握婴幼儿中毒的常见原因。

2. 学会使用哈顿矩阵模型分析婴幼儿中毒的危险因素。

（二）操作方法

根据任务二中导入的案例,使用哈顿矩阵模型(表9-2)分析小元宝中毒的危险因素。

表9-2 中毒危险因素分析

	儿童自身因素	作用物	物理环境	社会经济环境
中毒前				
中毒时				
中毒后				

（三）实训评价要点

1. 哈顿矩阵模型评估婴幼儿中毒的危险因素时需要考虑中毒前、中、后三个阶段。

2. 通过婴幼儿自身、环境和机制,从不同角度深入挖掘事故发生的原因。

任务三 掌握婴幼儿中毒的现场急救

 案例导入

小汤圆,6月龄。冬天,家里寒冷,妈妈怕小汤圆感冒,在屋里放了蜂窝炉,为了使房间快速升温,妈妈把门窗都关了起来。在哄小汤圆睡觉的过程中,妈妈因为太劳累就和小汤圆在沙发上一起睡着了。1小时后,奶奶发现小汤圆和妈妈都叫不醒。奶奶立马拨打120将小汤圆和她妈妈送去医院,避免了一起惨案的发生。

思考:妈妈和小汤圆发生了什么情况?

 任务要求

1. 掌握婴幼儿中毒的临床表现。

2. 掌握婴幼儿中毒发生后的现场急救原则。

一、婴幼儿中毒的识别

儿童中毒比成人中毒识别更加困难。对疑似中毒患儿,需要向第一发现人、同伴、监护人等详细询问有无毒物接触史、病前进食情况、周围环境中有无毒物、家庭备药情况、是否有集体发病等,并检查患儿衣物,了解相关致病线索。有接触和误服毒物病史的患儿,应详细了解毒物性质、进入体内的时间和剂量、有无中毒症状及持续时间、症状发展及严重程度等。检查时应注意[①]:(1)观察口腔、皮肤以及衣物上是否存在有毒残留物;(2)患者的呕出物、粪便以及血液中是否存在有毒残留物;(3)是否存在中毒的特征性表现,如发绀、瞳孔的变化、口腔糜烂和黄疸等。为明确中毒物质种类,需采集并收集疑似患儿呕吐物、血液以及排泄物等,送至具备药物毒药检测资质的机构或防疫站进行毒物鉴定。

急性中毒常常急性起病,临床症状及体征大多无明显特异性,如有较为明确的中毒病史,诊断较为容易,否则由于中毒种类繁多,临床症状及体征缺乏特异性加之儿童不会叙述病史,会给诊断带来极大困难。毒物鉴定及化验检查是诊断中毒的可靠证据。应留取患儿的血液、呕吐物、灌洗液及尿标本进行毒物鉴定。所有中毒或怀疑中毒的患儿均应留取标本进行毒物鉴定,但是毒物鉴定并不能筛查所有毒物。

中毒的临床特点为非特异性,急性中毒多以呕吐、腹泻、腹痛等消化道症状起病但一般不伴有发热,年幼儿或婴幼儿的主要表现为惊厥或昏迷等神经系统症状,大多数急性中毒可表现为多器官功能累及,因此临床遇到既往健康儿童短时间出现无法解释的临床症状时应考虑中毒可能。

配备卫生室的托育机构和幼儿园还应检查患儿相关体格情况,特别注意婴幼儿瞳孔变化、皮肤颜色,有无口腔黏膜糜烂、特殊气味、呼吸节律及肺部啰音、心率及心律等特异性体征,表9-3对毒物的判断会有一定帮助,供保育人员参考。

表 9-3 常见中毒的特异性症状及体征

症状及体征		毒 物
神经系统	昏迷	麻醉剂、镇静催眠药、巴比妥盐、乙醇、一氧化碳、抗胆碱能药
	惊厥	茶碱、异烟肼、氰化物、白果、毒蕈、有机磷
	共济失调	苯妥英、苯二氮䓬、有机溶剂、乙醇、巴比妥盐
	瞳孔扩大	苯丙胺、可卡因、抗胆碱能药
	瞳孔缩小	有机磷、巴比妥盐、鸦片剂、酚噻嗪
呼吸系统	呼吸减慢、停止	麻醉剂、巴比妥盐、乙醇、肉毒中毒、有机磷
	呼吸增快	苯丙胺、一氧化碳、水杨酸盐
	喘鸣	有机磷、腐蚀性化合物
循环系统	心动过速	乙醇、茶碱、抗胆碱能药、麻黄碱
	心动过缓	洋地黄、夹竹桃、麻醉剂、胆碱能药
	血压升高	苯丙胺、可卡因、抗胆碱能药、茶碱
	血压降低	麻醉剂、酚噻嗪、降压药、镇静催眠药
皮肤	干燥	抗胆碱能药物
	潮湿/出汗	有机磷、毒蕈、蟾酥、水杨酸盐

---

① 崔云,史婧奕. 儿童急性中毒的急诊处理[J]. 中华实用儿科临床杂志,2018,33(18):1381-1384. DOI:10.3760/cma. j. issn. 2095-428X. 2018.18.005

（续表）

症状及体征		毒　物
皮肤	发绀	亚硝酸盐、一氧化碳
	潮红	抗胆碱能药、乙醇、河豚、血管扩张药
消化系统	流涎	有机磷、毒蕈、砷、汞
	剧烈呕吐	茶碱、腐蚀性化合物、水杨酸盐、铁剂
	肠梗阻	抗胆碱能药、麻醉剂
呼出气及呕吐物气味	蒜臭	砷、无机磷、有机磷
	苦杏仁味	氰化物
	挥发性异味	乙醇、松节油、樟脑、汽油、有机氯
体温	升高	水杨酸盐、抗胆碱能药、碳氢化合物、茶碱
	降低	巴比妥盐、麻醉剂、乙醇

二、婴幼儿中毒的院前急救

当发现儿童急性中毒后，保育人员应从评估和稳定儿童情况开始，仔细鉴定毒物及判断中毒程度。体格检查应特别注意以下几点：(1)观察口腔、手、皮肤、衣物口袋中是否有毒物残留。(2)呕吐物、胃液、粪便中是否有毒物残渣。(3)有无具有特征性诊断意义的中毒表现：如皮肤发绀(亚硝酸盐、呼吸抑制药)，潮红(抗胆碱能药、血管扩张药)；瞳孔散大(抗胆碱能药)，瞳孔缩小(镇静剂、胆碱酯酶抑制剂等)；口腔黏膜糜烂(腐蚀性化合物)；黄疸(毒蕈、溶血毒物)；蒜味(有机磷中毒)等。为尽快明确中毒物质，应搜集可疑中毒患儿的呕吐物、血液、排泄物等，至医疗机构或鉴定中心进行毒物鉴定，这是明确有无中毒和病情严重程度最直接、客观的方法。

院前急救方法取决于毒物种类、临床表现及预计的严重程度。应先稳定气道、呼吸和循环，改善危及生命的损伤，防止毒物吸收，可能情况下，应给予解毒剂并采取进一步的清除措施。

第一步，迅速脱离暴露环境，评估环境安全。吸入性中毒，应将患儿立即从中毒地点转移至干净通风处。受污染的皮肤应该用清水清洗，特别是头发和指甲应该反复清洗。

第二步，评估生命体征。如果孩子意识清醒，应收集有毒物质尽快送检。去除口鼻、皮肤或眼睛的有毒物质，用清水或相应 pH 值的溶液进行清洗，特别是头发和指甲应该反复清洗。如果患儿无意识反应应予以心肺复苏及供氧。

第三步，启动紧急医疗救助，拨打 120 急救电话。提供的信息采用 ATMISTER 记忆。A 代表年龄与性别(Age and sex)，T 代表事件发生时间(Time of incident)，M 代表可能病因(Mechanism of injury)，I 代表损伤部位(Injury suspected)，S 代表症状体征(Signs including vital signs and GSC score)，T 代表院前治疗(Treatment so far)，E 代表估计到达时间(Estimated time of arrival to the emergency department)，R 代表需要的医疗资源如血制品、神经内科或外科专科医生等(Requirements)。

第四步，送至医院急诊后，中毒处理还包括催吐、洗胃、导泻、灌肠、利尿等方法清除或促进患儿排出体内尚未吸收毒物。口服有毒物质急性中毒最经典的处理方法就是使用催吐剂、洗胃。但小儿催吐有窒息的风险，目前很少用于急性中毒的临床治疗。洗胃一般要求毒物摄入后 4～6 小时内进行。洗胃后胃管注入活性炭可有效减少毒物在胃肠道中的吸收，应在中毒早期使用。儿童推荐剂量为每次每公斤体重 1 g。此外，蛋白也能保护胃壁免受腐蚀性物质或重金属毒物的侵害。若中毒的毒物种类已明确,有特效解毒剂者需尽早足量使用特效治疗药物减轻毒物的毒性伤害。

儿童急性中毒现场急救的流程可参照图 9-1。

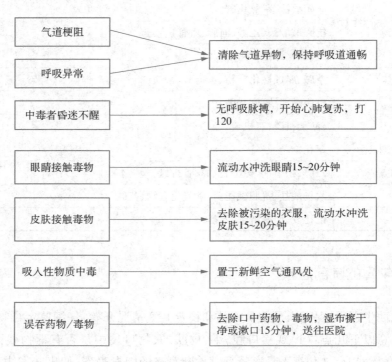

图 9-1 儿童急性中毒处理流程

【实训】 掌握婴幼儿中毒的院前急救措施

正确实施急性中毒的院前急救措施,可使患儿在第一时间得到及时有效的抢救,争取宝贵的抢救时机,切不可因为未明确诊断而延误抢救。

(一) 实训要求

1. 根据任务二中的案例,早期识别百草枯中毒。
2. 掌握百草枯中毒的院前急救措施。

(二) 操作方法

1. 识别小元宝中毒:饮用不明液体后出现呕吐、腹痛,立即停止该液体的摄入、接触,并妥善封存该液体,准备送检。
2. 评估生命体征,小元宝仍然清醒状态,用清水漱口或冲洗口鼻、手、皮肤的有毒物质,手指刺激舌根或咽后壁催吐。
3. 催吐同时可让围观者打 120 电话,没有人在场,先打 120,再催吐,在等待 120 来的时间段里进行催吐。

(三) 实训评价要点

1. 中毒检查时注意患儿口腔、衣服或皮肤是否有残留物;
2. 患儿呕吐物、大小便等均封存送检。

思政园地

2021 年国务院印发《中国儿童发展纲要(2021—2030 年)》,在儿童与安全方面,要求树立儿童伤害可防可控意识,通过宣传教育、改善环境、加强执法、使用安全产品、开展评估等策略,创建有利于儿童成长的家庭、学校、社区安全环境。在预防儿童中毒方面,要提升儿童看护人对农药、药物、日常化学品等的识别及保管能力,避免儿童中毒。这反映了党和国家对于儿童安全的重视。

请思考:保育人员应如何根据自己的园区情况制定和落实预防中毒的整体化策略,以保障婴幼儿安全?

模块小结

婴幼儿中毒是导致婴幼儿死亡最常见的损伤性疾病,年龄和性别是评估儿童或青少年中毒风险时需要考虑的因素。发育和环境因素也可能会提升中毒事件的风险。儿童中毒主要原因包括:儿童误服、家长因素、医源性中毒、自杀等。儿童中毒比成人中毒识别更加困难,临床症状及体征大多无明显特异性,毒物鉴定及化验检查是诊断中毒的可靠证据。院前急救方法取决于毒物种类、临床表现及预计的严重程度,应迅速让患儿脱离暴露环境,评估生命体征,及时心肺复苏及供氧,并拨打 120 急救电话,启动紧急医疗救助。希望托幼机构能够在了解婴幼儿中毒的发展和国内外预防婴幼儿中毒现况的基础之上,能够根据自己园所的实际情况提出避免儿童中毒的整体化策略,以保障婴幼儿安全。

在线练习

思考与练习

一、单项选择题

1. 国内婴幼儿中毒最常暴露的致死物质是( )。
   - A. 化妆品/个人护理产品
   - B. 家用清洁产品
   - C. 镇痛药物
   - D. 农药

2. 以下说法正确的是( )。
   - A. 婴幼儿中毒多是故意的
   - B. 婴幼儿中毒致死率高
   - C. 婴幼儿中毒的危险因素不包括环境因素
   - D. 婴幼儿中毒后应用解毒药物属于三级预防

3. 儿童中毒最常见的途径为( )。
   - A. 经皮肤接触
   - B. 经消化道吸收
   - C. 经呼吸道吸入
   - D. 静脉注入

4. 婴幼儿中毒的临床表现包括( )。
   - A. 呕吐
   - B. 腹痛和腹泻
   - C. 惊厥
   - D. 以上都是

5. 确诊中毒最可靠的方法是( )。
   - A. 临床症状
   - B. 毒物鉴定
   - C. 血或其他体液的生化检查
   - D. 毒物接触史

二、多项选择题

1. 为了防止小儿中毒的发生,要做好( )。
   - A. 家中一切药品均应妥善存放,不让小儿随便取到

B. 妥善处理家庭日常用的灭蚊、灭虫、灭鼠药品,避免小儿接触

C. 做好识别有毒动植物的宣传工作,教育小儿不要随便采食野生植物

D. 装农药的空瓶可以给小孩玩耍

2. 导致发生婴幼儿中毒的常见原因有( )。

A. 儿童误服   B. 家长因素

C. 医源性中毒   D. 自杀

3. 预防婴幼儿中毒的措施有( )。

A. 妥善保管有毒物品   B. 储物柜上锁

C. 监护人熟悉中毒物质及中毒风险   D. 不购买像糖果外形或包装的杀虫剂

三、判断题

1. 如果发现孩子可疑中毒体征,应该立即拨打120。   ( )

2. 婴幼儿误服毒物,如果失去意识,可以进行催吐。   ( )

3. 确保中毒最可靠的方法是毒物鉴定。   ( )

四、简答题

1. 有哪些避免中毒的环境安全建议?

2. 哈顿矩阵模型包括哪些危险因素?

3. 婴幼儿中毒的院前急救有哪些?

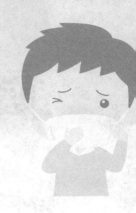

模块十
睡眠安全与猝死

模块导读

　　婴幼儿的睡眠安全是在婴幼儿护理过程中最容易忽视的问题。婴幼儿进入睡眠后,也是保育人员最放松神经的时刻。调查发现,婴幼儿在睡眠中死亡的发生率约为 0.05%[①]。婴儿猝死综合征(Sudden Infant Death Syndrome,SIDS)是婴幼儿在睡眠中死亡最常见的原因。因此,这需要保育人员能够知晓婴幼儿睡眠安全的措施,保证婴幼儿的睡眠安全,防患于未然。

　　本模块主要阐述导致婴儿猝死综合征的常见原因、婴幼儿安全睡眠环境的要求及应对措施。要求学习者在理论学习的基础上能够熟练掌握婴儿猝死综合征的发生原因,可以独立且熟练地完成婴幼儿安全睡眠环境的布置并进行婴儿猝死综合征的现场急救。

学习目标

1. 掌握婴儿猝死综合征的常见原因。
2. 掌握创造婴幼儿安全睡眠环境的要点。
3. 掌握婴儿猝死综合征的现场急救。

内容结构

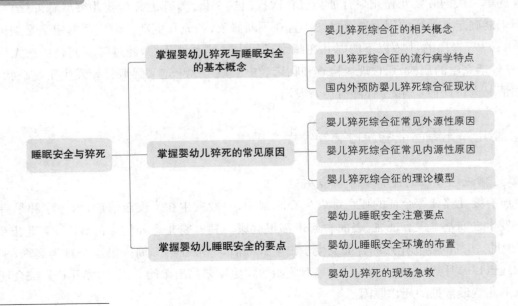

---

　　① Willinger M,James LS,Catz C. Defining the sudden infant death syndrome:deliberations of an expert panel convened by the National Institute of Child Health and Human Development. Pediatr Pathol. 1991;11(5):677-684.

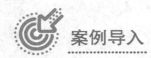

任务一　掌握婴幼儿猝死与睡眠安全的基本概念

案例导入

小宝,7个月。小宝的妈妈给小宝喂好奶就把小宝放在安装了床围的大床上午睡,之后就去做家务了。1个小时后,小宝妈妈返回卧室发现小宝卡在床围和床垫的空隙中,口鼻被床围堵住,已经没有了呼吸。小宝妈妈立即将小宝抱去医院抢救,最终抢救无效,医院诊断为窒息死亡。

思考:发生这一惨案的原因有哪些方面?

任务要求

1. 掌握婴儿猝死综合征的概念。
2. 熟悉婴儿猝死综合征的流行病学特点。
3. 了解婴儿猝死综合征的国内外预防现状。

一、婴儿猝死综合征的相关概念

婴儿猝死综合征,俗称"摇篮死",是指看似健康的婴儿在睡眠中突然意外死亡的现象。1969年西雅图召开的第二次国际婴儿猝死综合征会议首次提出这个概念,其定义为婴儿突然意外死亡,死后虽经尸检但未能确定其致死原因。这个概念一直在不断修改、补充和更新。最广泛的定义是美国学者克瑞斯(Krous)[①]等提出的:1岁以下的婴儿在睡眠过程中突然意外死亡,经过深入调查仍然无法解释其原因,调查包括完整的尸检、死亡现场检查和临床病史回顾。这个定义强调猝死发生于睡眠状态,并需要对死亡情况进行评估,一般不伴随有声音发出。

二、婴儿猝死综合征的流行病学特点

1. 婴儿猝死综合征的流行病学特点概述

几乎所有婴儿猝死综合征的死亡都发生在睡眠中,一般发生在半夜至清晨;秋冬季和早春是高发季节。在发生之前基本没有征兆,表面看起来都很健康。其占婴儿意外伤害的80%;婴儿出生后1～2周内较少见,90%的婴儿猝死综合征发生于出生3周后,一般在第3周～第4个月为高峰,平均死亡年龄为(2.9 ± 1.9)月龄,约60%为男婴,且双胞胎的发生率要高于单胎。因此,婴儿猝死综合征被认为是1岁以下儿童最常见的死亡原因。

---

① Moon RY. Sudden Infant Death Syndrome. BMJ Best Practice[Z/OL]. [2017-08-10]. https://bestpractice.bmj.com/.

2. 不同国家婴儿猝死综合征流行病学特征

不同国家、年龄段、性别和季节等婴儿猝死综合征的患病率不同。1 岁以内婴儿猝死综合征的发生率为 0.5‰～2.5‰。在美国，每年约有 3 500 例婴幼儿死亡与睡眠有关；虽然美国儿科学会发布了关于睡眠安全环境的一系列干预措施，但是婴幼儿因睡眠死亡的发生率约为 40/10 000 人，占婴儿总死亡率的 33%。非裔美国人和美洲原住民后裔的婴儿死于婴儿猝死综合征的可能性是其他种族的两倍。[①] 在我国多地的调研中发现，无论是在 5 岁以下儿童死因或是婴幼儿年龄段的死因，意外窒息是处于死因顺位的前三位之一。

3. 不同危险因素导致婴儿猝死综合征发生的流行病学特点

(1) 母婴同睡。一项来自英国的 20 年(1984—2003 年)的调查研究显示[②]，婴儿与父母同睡期间死于婴儿猝死综合征的比例从 12% 上升至 50%，与父母同睡于沙发的婴幼儿死亡数量增加；社会经济状况低下的家庭，婴儿猝死综合征死亡率从 47% 上升至 74%。

(2) 吸烟。有超过 60 项研究显示，妊娠期吸烟可使婴儿猝死综合征的发生风险升高 5 倍；父亲吸烟和婴儿期被动吸烟与婴儿猝死综合征的发生风险升高有关。

(3) 孕母生活状态。怀孕期间母亲的生活状态可能会影响婴儿猝死综合征的发病风险；尤其是孕母有吸烟、酗酒、吸毒史，且如果孕母年龄小于 20 岁也会影响婴儿猝死综合征的发生。

(4) 早产儿或低出生体重儿。早产儿发生婴儿猝死综合征的风险是足月儿的 4 倍。低出生体重儿俯卧和婴儿猝死综合征的关系高于正常出生体重儿。

三、国内外预防婴儿猝死综合征现状

1. 国外预防婴儿猝死综合征的现状

1994 年开始，美国国家儿童健康和人类发展研究所开始推行"back to sleep"(仰卧睡眠)运动(或是被熟知的"safe to sleep"安全睡眠运动)，在美国国内取得较好的效果。随后在全球范围开始推行"back to sleep"运动后，婴儿猝死综合征的发病率大大降低。1990 年挪威开展"仰卧睡眠"后，婴儿猝死综合征发生率逐年下降。美国儿科学会、英国国家医疗服务体系及联合国儿童基金会均在持续关注儿童睡眠安全。

2016 年美国儿科学会发布了关于预防婴儿猝死综合征及其他睡眠相关死亡的婴儿安全睡眠环境的推荐意见[③]，其中包括：①为减少婴儿猝死综合征的发生，每一位照护者都应将婴儿置于仰卧位睡眠，直至 1 岁。②早产儿应尽早仰卧位睡眠。③建议所有母亲和新生儿在出生后立即进行抚触，无论其喂养或分娩方式如何，并至少持续 1 小时。之后，当母亲需要休息或做其他事情时，应将婴儿放置在婴儿摇篮中。④婴儿应当被置于坚固的平面，不得有其他床品或柔软的物品，以降低婴儿猝死综合征和窒息的危险。⑤应当使用符合安全标准的婴儿床、婴儿摇篮或便携式婴儿床等。⑥推荐母乳喂养婴幼儿，是发生婴儿猝死综合征的保护性因素。⑦不推荐使用汽车座椅、婴儿车、秋千和婴儿吊带作为常规睡眠地点。⑧推荐与婴幼儿同屋，但不同床睡眠等。

2019 年 3 月，英国公共卫生署、联合国儿童基金会和"Baby sleep into source"(婴儿睡眠来源)也发布了相关建议 *safer sleep advice*(《安全睡眠建议》)，包括睡眠姿势、睡眠温度、同屋睡眠以及孕期禁烟等，内容与 2016 年美国儿科学会发布的推荐意见基本一致。

---

① Moon，Y R. SIDS and Other Sleep-Related Infant Deaths：Evidence Base for 2016 Updated Recommendations for a Safe Infant Sleeping Environment[J]. Pediatrics，2016，138(5)：e20162940.

② Blair P. S，Sidebotham P，Bery P. J，et al. Major epidemiological changes in sudden infant death syndrome：A 20 year population-based study in the UK[J]. LANCET，2006，367/9507(314-319).

③ Moon，Y R. SIDS and Other Sleep-Related Infant Deaths：Evidence Base for 2016 Updated Recommendations for a Safe Infant Sleeping Environment[J]. Pediatrics，2016，138(5)：e20162940-e20162940.

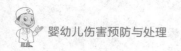

英国 The Lullaby trust(摇篮信托)发布了睡眠安全建议:①仍建议遵循之前发布的推荐意见。②如果出现婴儿还不能离开母亲,但母亲已出现新冠症状时,母亲应尽量不要对婴儿咳嗽或打喷嚏,并且确保小婴儿在母亲同屋,但有独立的睡眠空间。③如果儿童出现感冒或发烧症状时,不要给儿童盖或裹太多被褥以方便其散热。④当接种新冠疫苗后,母亲仍然可以哺乳或者使用吸奶器吸奶。⑤居家或外出时务必做好个人防护措施。

2. 国内预防婴儿猝死综合征的现状

我国关注儿童睡眠起步较晚,对于婴儿猝死综合征大多遵循美国儿科学会等发布的指南和推荐意见。目前我国对于婴儿猝死综合征只是停留在对国外指南或推荐意见的解读、总结和应用阶段,并没有形成具有我国特色的预防婴儿猝死综合征的指南或推荐意见。主要问题是我国对于儿童睡眠安全关注少,没有儿童睡眠的安全意识。

婴儿猝死综合征是导致婴幼儿死亡最主要原因,应当引起托幼机构和保育人员足够的重视以避免婴儿猝死综合征的发生。本任务内容通过对婴儿猝死综合征相关概念、在不同国家及不同危险因素下的流行病学特征和国内外婴儿猝死综合征预防的现况的阐述,从整体上了解国内外对婴儿猝死综合征的研究情况。希望托幼机构能够在了解婴儿猝死综合征的发展和国内外预防婴儿猝死综合征的现状的基础之上,根据自己园区的实际情况提出儿童安全睡眠的整体化策略,以保障婴幼儿睡眠安全。

 【实训】 请制作一张关于预防婴幼儿睡眠猝死的宣传海报

(一)认真学习本任务中关于预防婴幼儿睡眠猝死的相关内容

(二)操作方法

1. 4～6人为一小组,结合本节内容,查找相关文献内容,汇总资料。

2. 海报结构形式不限,宣教对象为婴幼儿家长。

3. 内容有针对性,言简意赅,符合各年龄段家长的接受能力。

4. 可以在海报中增加视频、音频的相关链接二维码,帮助家长更好地理解预防内容。

(二)实训评价要点

1. 海报形式的新颖及创新性,内容结构的完整性。

2. 小组成员的参与度及积极性。

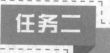

任务二 掌握婴幼儿猝死的常见原因

 案例导入

小汤圆,6月龄。妈妈在沙发上吃完午餐后,奶奶就将小汤圆抱给妈妈让其哄睡。在哄小汤圆睡觉

的过程中,妈妈因为太劳累就和小汤圆在沙发上一起睡着了。10分钟后,奶奶发现小汤圆的脸捂在妈妈怀中,整个人陷在沙发中。奶奶发现后立马将小汤圆抱起,发现小汤圆睡得正香,没有什么不适的症状,从而避免了一起惨案的发生。

思考:在这件事情中,小汤圆奶奶的处理对我们有什么借鉴意义?

 任务要求

1. 掌握婴儿猝死综合征常见外源性原因。
2. 掌握婴儿猝死综合征发生的常见内源性原因。
3. 了解婴儿猝死综合征的理论模型。

一、婴儿猝死综合征常见外源性原因

1. 俯卧位睡眠

大量研究显示,俯卧位睡眠与婴儿猝死综合征具有显著相关性,是婴儿猝死综合征的高危因素之一。国内外学者研究发现可能与下列因素有关:①俯卧位睡眠减少了CO_2的弥散面积,导致面部CO_2浓度增高;CO_2的重复吸入导致低氧血症及高碳酸血症,增加了婴儿猝死综合征发生的高风险性。②当婴儿水平俯卧位时血压较水平侧卧位时低,从而心率增加,长时间维持俯卧位睡眠姿势,可能会导致渐进性致死性心动过缓。③俯卧位睡眠患儿的唤醒阈值要明显高于侧卧位,因为影响兴奋的信号从肺脏及胸壁机械感受器向脑干网状结构传递减弱,增加了唤醒婴儿的难度。

2. 睡眠位置

与父母同室睡眠可以明显降低婴儿猝死综合征的风险,但是与父母同床将大大增高婴儿猝死综合征的风险。不同文化下,母亲均会与她们的婴儿同床,但是东西方对于同床的理念是不同的:在亚洲国家母婴同床普遍存在,但婴儿猝死综合征发生率低,这与睡眠的环境、母乳喂养率高和母亲大多不吸烟不喝酒也不服用兴奋药物有关;而西方国家母乳喂养的婴儿与母亲同床的时间更长。一项美国的研究显示,非洲裔美国女性选择与其婴儿同床是因为其经济水平低。并且,与吸烟、饮酒或使用药物的父母同床,在有枕头和毛毯等柔软的床面或沙发上睡眠时,都会增加婴儿猝死综合征的风险。[1]

3. 睡眠地点

除旅行需要以外,将婴幼儿放置在汽车座椅、婴儿车、摇椅、婴儿背带和婴儿吊带中睡眠可能增加婴儿猝死综合征的发生率;婴幼儿独睡时,将其放置在含防撞垫或床围的床上睡眠时,床围或防撞垫可能会堵住婴幼儿口鼻,导致婴幼儿被困或者缠绕其中,最终导致婴幼儿窒息死亡。与家长一起在沙发上睡觉的婴儿发生婴儿猝死综合征的风险是睡在自己的婴儿床上的67倍。美国的一项研究显示,2004—2012年,13%的婴儿睡眠相关死亡是在沙发上睡觉时发生的[2]。

4. 睡眠环境过热

过多、过厚的衣被或者盖住婴幼儿头部,可能会出现过热的睡眠环境,环境温度过高可增加呼吸暂停的发病率,导致婴儿猝死综合征的发生;且冬季发病率明显高于夏季,与衣被覆盖多且紧有明确相关性。

5. 婴儿褓褯

有证据提示,婴儿使用褓褯可能增加婴儿猝死综合征的发生率。当婴幼儿学会翻身后,一旦滚动

---

① Linda, O'Mara. Review: bed sharing between parents and infants exposed to smoke may increase the risk of sudden infant death syndrome[J]. Evidence Based Nursing, 2007.

② Jullien S. Sudden Infant Death Syndrome prevention[J]. BMJ Pediatrics. 2021, 21(suppl):320.

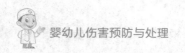

至俯卧位,发生婴儿猝死综合征的风险将大大增加;因此,当婴幼儿具有翻滚的能力后,可不再使用婴儿襁褓。

二、婴儿猝死综合征常见内源性原因

1. 与婴儿猝死综合征相关的基因突变和多态性

与婴儿猝死综合征发生相关的基因,例如谷胱甘肽-S-转移酶基因 M1 和 T1 缺失,aquaporin-1、4 和 9 基因变异,大脑中非折叠蛋白反应和失调,尼古丁代谢酶、脑干中的 5-羟色胺网络、血管内皮生长因子基因多态性以及阻塞性睡眠呼吸暂停相关基因等是近年来的研究热点。有研究发现,大脑可能是婴儿猝死综合征免疫反应导致脑脊液中 IL-6 水平升高致死机制的靶器官。[①]

2. 先天性代谢性紊乱

在 20 世纪 70 年代和 80 年代发表的国外文献中提到,婴儿猝死综合征的发生与先天性代谢疾病的多样性有关,例如戊二酸尿症Ⅱ型,线粒体磷酸烯醇式丙酮酸羧激酶缺乏,枫糖尿病,21-羟化酶缺乏症等都是导致婴儿猝死的原因。

3. 心律失常与心肌病

在 1976 年最早提出导致婴儿猝死综合征的假说是长 QT 综合征,长 QT 综合征会使患者晕厥和心源性猝死的几率增大。长 QT 综合征以显性方式遗传,基因 KCNQ1 和 KCNQ2 的功能缺失变异导致长 QT 1 型和 2 型的发生,基因 SCN5A 基因的变异导致长 QT 综合征 3 型。另外一种假说是遗传性心律失常综合征,其在婴儿猝死综合征的发生中扮演了多功能角色。2013 年美国心律学会(HRS)、欧洲心律学会(EHRA)、亚太心律学会(APHRS)专家达成了共识,将不明原因的婴儿猝死纳入遗传性心律失常范围。目前,尚缺乏有效的筛选流程和新生儿/婴儿心电图特征与婴儿猝死综合征对应的临床流行病学研究资料,以及已知的遗传性心律失常致病基因与婴儿猝死综合征之间的机制研究。

4. 癫痫相关机制

越来越多的文献表明,癫痫相关疾病会导致婴儿猝死综合征的发生,62%的婴儿猝死综合征发生与热性惊厥的家族史有关,41%与海马体的神经病理学变化有关。

5. 其他

还有研究指出脑干和血清素系统、极其罕见的遗传病和综合征、炎症等都是导致婴儿猝死综合征发生的原因。还有研究认为,控制婴幼儿心肺和觉醒功能的脑干功能发育不完善等也与婴儿猝死综合征相关。

三、婴儿猝死综合征的理论模型

近年来,众多研究者提出了关于婴儿猝死综合征死亡原因和机制的假说,其中最具有影响力的是菲利亚诺(Filiano)等提出的"三重风险模型(Triple risk model)"(图 10-1),即婴儿猝死综合征是由多种因素诱发和导致的。当婴幼儿在关键的生理发展时期受到压力源时,会形成导致生物脆弱性的内在因素。内源性因素、外源性因素和诱发因素会共同导致婴儿猝死综合征的发生。例如,胎儿在母体发育过程中,可能由于孕妇吸烟而形成易感患儿,这类患儿在出生以后发育的关键时期如遇到炎症等外源性因素的刺激时,可能会增加婴儿猝死综合征的风险。内源性因素为"影响易感性的遗传或环境因

① Keywan C, Poduri AH, Goldstein RD, et al. Genntic factors underlying sudden infant death syndrome[J]. The application of clinical genetics,2021;14,61-67.

素",如早产、低出生体重和孕期吸烟或饮酒等;外源性因素为"可能会增加易感患儿猝死风险的物理应激源",如上呼吸道感染、高温环境等。

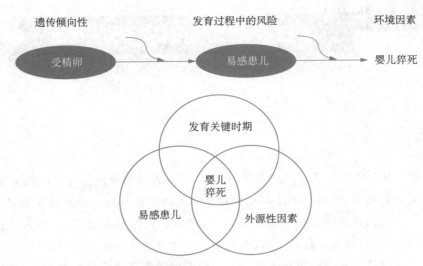

图 10-1　婴儿猝死综合征的三重风险模型

　　本任务从常见的外源性、内源性原因以及婴儿猝死综合征的三重风险模型,为托幼机构和保育人员从根本上预防婴儿猝死综合征提供了理论基础。托幼机构可以根据外源性、内源性原因及婴儿猝死综合征发生的理论模型三个角度,充分考虑婴幼儿睡眠环境中的各个危险环节,制定相应的预防措施,保证婴幼儿的睡眠安全。

 【实训】　请撰写一份国内婴幼儿猝死调研报告

(一) 实训要求

1. 4～6 人为小组针对国内婴幼儿猝死的发生率及相关原因进行调研。
2. 撰写一份国内婴幼儿猝死发生率及相关原因的调研报告。

(二) 操作方法

1. 通过查询某一中文数据库进行文献内容的汇总,包括婴儿猝死综合征的发生率及相关原因。
2. 针对文献内容进行数据汇总,形成一份调研报告。
3. 根据调研报告,以小组为单位在课堂上进行展示。

(三) 实训评价要点

1. 文献汇总的完整率,数据的呈现具有逻辑性和结构性。
2. 能将相关原因进行分类整理汇报,重点突出。
3. 小组的团队协作性和合作能力。

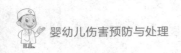

案例导入

小元宝,2个月。小元宝是早产儿,在 NICU 住院 1 个多月才刚出院。因为小元宝发育得比其他孩子小,每次在小元宝睡觉的时候,奶奶都给小元宝穿了很厚的棉裤、棉袄,又加盖了很厚的小被子,头上还戴着小帽子。一天早上,元宝妈妈起来泵奶的时候,发现小元宝呼吸微弱,整个人反应也不好,立即拨打 120 前往医院抢救。经过医院抢救之后,小元宝再一次住进了 NICU。

思考:是什么原因导致小元宝的再次入院? 对于婴儿的睡眠环境应该注意些什么呢?

任务要求

1. 掌握婴幼儿睡眠安全的注意要点。
2. 熟练布置婴幼儿睡眠安全环境。
3. 掌握婴儿猝死综合征发生后的现场急救原则。

一、婴幼儿睡眠安全注意要点

1. 改善外源性因素

(1)应始终保持婴幼儿仰卧位睡姿。和仰卧位相比,俯卧位、侧卧位和其他卧位的婴幼儿婴儿猝死综合征的概率显著升高。但如果睡眠环境中有持续心肺和血氧监护且可以从俯卧位中获益,可以允许婴幼儿予俯卧位睡姿。

视频

婴幼儿睡眠安全

(2)不要让婴幼儿睡在婴儿床以外的工具上,应将婴幼儿安置在牢固的物体表面睡眠。婴幼儿应放置在安全认可的婴儿床垫上,并使用合适的床单覆盖;硬床垫、紧密贴合的床单是婴幼儿安全睡眠环境的必要条件;应始终将婴儿放置在经过认证的婴儿摇篮或者有着牢固表面的婴儿床上睡觉。

(3)婴幼儿床上不放置任何柔软或松散床品。柔软的床面是婴幼儿发生婴儿猝死综合征的高危因素,婴幼儿睡眠环境应避免使用羊毛制品、枕头以及松散的床品,避免柔软松散的床品堵住婴幼儿的口鼻,导致窒息。

(4)不使用婴幼儿床栏防撞垫。避免在成人床或婴儿床外加装床围栏或防撞垫,以免婴幼儿卡在床垫与围栏/防撞垫之间,导致婴幼儿在睡眠中因翻滚导致颈部被困、口鼻遮挡或缠绕而窒息。

(5)保证适宜的婴幼儿睡眠室温。婴幼儿睡眠时的适宜室温在 18～21℃,不宜过热。婴幼儿在睡眠时,应时刻关注婴幼儿的体温变化,不可松懈大意。

(6)母乳按需喂养。推荐婴幼儿进行母乳按需喂养,母乳喂养是最有效的预防婴儿猝死综合征的方式,可以降低约 50% 婴儿猝死综合征的发生率。

2. 识别高危易感人群

高危易感人群的定义。孕期母亲吸烟、酗酒以及服用毒品等生产的婴儿,母亲患有先天性代谢紊乱疾病、心脏疾病和有癫痫病史等生产的婴幼儿都称为高危易感人群。

3. 提高保育人员对婴幼儿睡眠安全的意识

(1) 加强保育人员对婴幼儿睡眠安全相关知识的储备。保育人员应熟悉婴幼儿的生长发育特点和运动特点,托幼机构应定期更新婴幼儿睡眠安全的相关知识,确保保育人员可以获取到最新的睡眠安全相关指南和学习材料。

(2) 定期对保育人员进行系统化和全面的培训。托幼机构应做好对保育人员全面、系统化的培训,对于更新的婴幼儿睡眠安全知识应全面考核,保证托幼机构内所有保育人员考核完成后才能上岗,从根本上提高保育人员睡眠安全的意识。

二、婴幼儿睡眠安全环境的布置

1. 熟记婴幼儿睡眠安全环境的"ABC"原则(如图 10-2 所示)

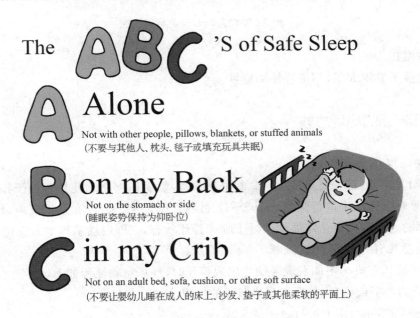

图 10-2 婴幼儿睡眠环境的"ABC"原则

A(alone)即让婴幼儿独自安睡,不要与其他人、枕头、毯子或填充玩具共眠。

B(on my back)即婴幼儿的睡眠姿势保持为仰卧位。

C(in my crib)即不要让婴幼儿睡在成人的床上、沙发、垫子或其他柔软的平面上。

2. 婴幼儿睡眠安全环境要点指南(图 10-3)

(1) 让婴幼儿独自安睡。

(2) 拒绝二手烟。

(3) 在婴儿床上不要存放枕头、毛绒填充玩具或缓冲垫。

(4) 如果用毯子,毯子应该掖在腋部。

(5) 不要用太重或太松散的毯子。

(6) 婴幼儿床单应套紧在床垫上。

(7) 将婴幼儿置于坚固的平面上。

(8) 选择符合安全标准的婴儿床。

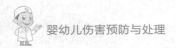

（9）如果使用婴儿睡袋，要防止婴儿滑入袋中，不要包裹头部。睡袋型号应适合婴儿年龄，能贴合护颈、袖孔或袖子，以起到保护作用。

（10）如果使用毯子，应将婴儿脚部置于婴儿床尾，毯子另外 3 边反折，以防盖住头部。

安全的环境是怎样的？

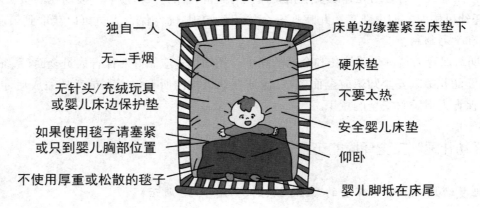

图 10-3　婴幼儿睡眠安全环境要点

（11）保持室温在 18～21℃。

（12）不要将孩子裹得太紧，不推荐使用襁褓。

知识拓展

安抚奶嘴

三、婴幼儿猝死的现场急救

1. 婴幼儿猝死现场急救原则

一旦发现婴幼儿猝死，首先要迅速拨打急救电话求救，然后识别婴幼儿是否处于猝死的状态，可通过呼唤和判断呼吸两个方法来进行判断。若 5～10 秒内发现宝宝仍然没有意识反应，也没有任何呼吸动作（胸部和腹部的起伏），可以认定婴幼儿处于临床猝死状态，立即启动基础生命支持。

2. 托育机构婴儿猝死现场急救流程

在幼儿园或其他托育机构中如发现婴幼儿出现猝死时，现场急救流程如下：

（1）呼唤孩子的名字或小名，并仔细观察孩子的反应。

（2）在呼唤孩子的同时，用力拍打孩子的足底。

（3）打开孩子的嘴巴，观察有无异物。如有奶块或异物，或孩子表现出明显窒息症状（口唇发紫、呼吸急促等），手指无法取出，则使用海姆立克法将异物取出。

① 海姆立克法：背部拍击。孩子面部朝下，身体呈现头低足高，由下往上大力拍击背部；如无法拍出，转用胸部推击法。

② 海姆立克法：胸部推击。孩子面部朝上，身体仍为头低足高，在胸骨中间下方往上压。

（4）若孩子仍无任何反应，观察口鼻是否有呼吸动作，胸部和腹部是否有呼吸动作，同时探及孩子的颈动脉；若 5～10 秒内孩子仍无任何反应，则迅速将孩子放在坚硬的平面进行心肺复苏并同时拨打急救中心电话 120。

（5）心肺复苏方法。

① 新生儿：采用环抱法或单手进行胸外按压，两手掌及四手指托住两侧背部，双手拇指按压位置为胸骨下三分之一处，按压深度≥1/3 胸部前后径，保证胸廓完全回弹，按压频率在 100～120 次/分钟；每 2 分钟轮换一次按压者，如感觉疲劳可提前轮换；在没有建立高级气道前，应采用 15∶2 的按压通气比。

② 儿童：单手掌根按压胸骨下半段，手掌跟的长轴与胸骨的长轴一致；双手掌根部重叠放在另一手背上，十指相扣，下面的手指抬起来，手掌根部垂直按压胸骨下半部分。儿童按压深度约为 4～5 cm，按压频率在 100～120 次/分钟。

 【实训】　为孩子们布置一个安全的睡眠环境

在模拟操作教室内（如有）准备一张儿童睡眠的床铺，并根据本任务内容为孩子准备睡眠所需要的物料。

(一) 实训要求

1. 以睡眠安全为要求，布置睡眠环境。
2. 体现童趣、温馨、安全的原则。
3. 以个人为单位完成此操作。

(二) 操作方法

1. 物料准备：符合安全标准的婴儿床，轻薄的毯子或婴儿睡袋，稍硬的床垫、床单等。
2. 环境准备：室温在 18～21℃左右。
3. 体位：置婴幼儿为仰卧位，不要放置毛绒玩具/填充玩具等。
4. 床品选择：床垫选择稍硬质地，床单需紧套在床垫上；不要使用太重或太松散的被褥；不要使用床栏和防撞栏。
5. 婴幼儿穿戴：不要戴帽子或穿太厚的衣物，如使用婴儿睡袋，要防止婴儿滑入睡袋中；不要与成人同床睡眠，不要让孩子单独一人在房间内休息。

(三) 实训评价要点

1. 内容符合婴幼儿安全睡眠要求。
2. 学生的动手操作能力。

思政园地

为深入贯彻《中共中央 国务院关于优化生育政策促进人口长期均衡发展的决定》，保障实施优化生育政策，进一步提高优生优育服务水平，促进儿童健康，国家卫生健康委制定了《母婴安全行动提升计划（2021—2025 年）》和《健康儿童行动提升计划（2021—2025 年）》。在上述两个文件中均提出要求：到 2025 年全国婴儿死亡率下降到 5.2‰。在加强儿童健康管理方面，以儿童体格生长监测、营养与喂养指导、心理和行为发育评估、眼保健和口腔保健、听力障碍评估为重点，积极推进国家基本公共卫生服务 0～6 岁儿童健康管理项目……加强对幼儿园、托育机构卫生保健业务指导。在加强婴幼儿养育照护指导方面，聚焦 0～3 岁婴幼儿期，在强化儿童保健服务基础上，通过家长课堂、养育照护小组活动、入户指导等方式，普及科学育儿知识和技能，增强家庭的科学育儿能力，促进儿童体格、认知、心理、情感、运动和社会适应能力全面发展。以留守儿童等弱势群体为重点，实施农村儿童早期发展项目，促进儿童早期发展服务均等化。

请思考：国家的相关文件中为什么对儿童死亡率的下降投入这么多的精力和措施？

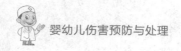

模块小结

幼儿在托幼机构的睡眠安全环境是非常重要的。保育人员应当了解婴儿猝死综合征的相关概念及流行病学特征,熟知婴儿猝死综合征发生的内源性和外源性原因,掌握婴儿猝死综合征发生的理论模型;具有为婴幼儿布置安全睡眠环境及识别危险睡眠因素的能力,并且可以为婴幼儿的照护者提供相应的居家指导。保育人员还应具备识别婴幼儿发生婴儿猝死综合征时的症状的能力,能够第一时间实施现场急救,并立即送医救治。因此,保育人员应当细心、用心、认真地为婴幼儿服务,从而达到保障婴幼儿睡眠安全的目标。

思考与练习

在线练习

一、单项选择题

1. 婴儿猝死综合征常发生于(　　)。

A. 1岁以内　　　　B. 1～2岁　　　　C. 2～3岁　　　　D. 3～4岁

2. 以下说法正确的是(　　)。

A. 婴儿猝死综合征多发生于夏季　　　B. 婴儿猝死综合征多发生于幼儿玩耍时

C. 婴儿猝死综合征多发生于冬春季　　　D. 婴儿猝死综合征多发生于出生后1～2周

3. 最具有影响力的导致婴儿猝死综合征发生的假说是(　　)。

A. 三重风险模型　　　　　　　B. 哈顿矩阵模型

C. 长QT综合征　　　　　　　D. 癫痫相关假说

4. 婴幼儿睡眠安全环境的ABC原则中的A是指(　　)。

A. 独自安睡(alone)　　　　　　B. 保持气道开放(airway)

C. 家属离开(abandon)　　　　　D. 大量睡眠(amount)

5. 以下说法正确的是(　　)。

A. 母乳喂养可以预防婴儿猝死综合征的发生

B. 应让孩子俯卧位睡眠

C. 冬天应该给孩子多盖点被子

D. 可以使用襁褓

二、多项选择题

1. 下列属于2016年美国儿科学会发布的关于预防婴儿猝死综合征及其他睡眠相关死亡的婴儿安全睡眠环境的推荐意见的有(　　)。

A. 仰卧位睡眠

B. 婴幼儿睡眠置于坚实的平面上

C. 婴幼儿睡眠中戴帽子

D. 把孩子裹得很紧,盖厚被子以免孩子着凉

2. 导致发生婴儿猝死综合征的常见外源性原因有(　　)。

A. 俯卧位睡眠

B. 与父母或其他看护者同床

C. 婴幼儿睡眠中戴帽子

D. 把孩子裹得很紧,盖厚被子以免孩子着凉

3. 导致发生婴儿猝死综合征的常见内源性原因有( )。

   A. 俯卧位睡眠   B. 先天性代谢紊乱

   C. 与父母或其他看护者同床   D. 有基础心脏疾病的孩子

4. 预防婴儿猝死综合征的安全要点有( )。

   A. 仰卧位睡眠   B. 室温保持在 20~25℃

   C. 与父母或其他看护者不同床,但同房   D. 婴幼儿睡眠中戴帽子

三、判断题

1. 天气寒冷的时候,孩子睡觉一定要多盖被子。   ( )

2. 照护者可以在沙发上边抱着孩子睡觉,边看电视。   ( )

3. 如果发现孩子发生婴儿猝死综合征,应该立即拨打120。   ( )

4. 给儿童进行心肺复苏时,按压频率为120~140次分钟。   ( )

四、简答题

1. 有哪些婴幼儿睡眠安全建议?

2. 如何为婴幼儿提供一个安全的睡眠环境?

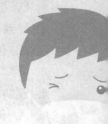

模块十一
其他伤害

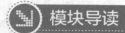

模块导读

　　在儿童伤害中,除了跌倒、交通伤害、溺水、窒息和异物、中毒、睡眠安全与猝死外,动物伤、烧烫伤和儿童虐待也时有发生,在临床案例中占有一定比例。这些伤害发生后可能对婴幼儿心理、生理、社会适应等造成长期影响,需要保育人员能够尽早发现这些伤害的风险点,及时预防及应对,让婴幼儿规避这些伤害的发生。本模块主要阐述动物伤、烧烫伤、儿童虐待等伤害的风险、预防和紧急处理,要求学习者在熟悉掌握这些基础知识后,能够进行实操训练,并在工作中修正风险,规避这些伤害的发生。

学习目标

1. 熟悉动物伤的现场急救。
2. 掌握婴幼儿伤烫伤的应急处理。
3. 了解虐待的基本概念和常见类型。
4. 熟悉锐/钝器伤的概念、预防和急救。

内容结构

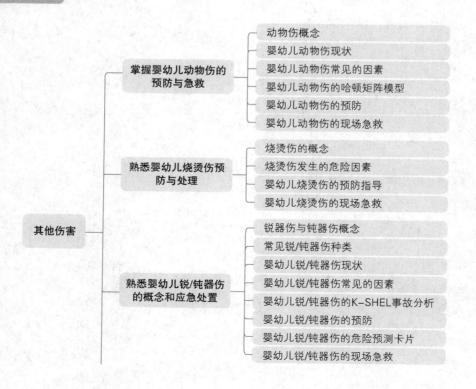

	儿童虐待的概念和常见类型
了解婴幼儿虐待的 基本概念	婴幼儿虐待的特征表现
	托育机构中预防婴幼儿虐待的发生

任务一

掌握婴幼儿动物伤的预防与急救

案例导入

大勇,2岁,托班。下午放学时,老师正在给小朋友整理队伍,大勇看到家里人就冲了过去,突然一只狗冲出来咬住大勇的脚,家长和老师无法将狗扯开,最终保安将狗打倒,大勇才得以解脱,但脚已经被咬伤了。他被紧急送入医院,局部缝合了20针,并注射了狂犬疫苗。

思考:大勇被狗咬伤的风险因素有哪些? 可以做哪些动物咬伤的急救与处理?

任务要求

1. 掌握婴幼儿常见动物伤风险及预防动物伤害发生。
2. 熟悉婴幼儿动物伤的生理行为特点。
3. 能独立且熟练地识别出风险点,并能够进行风险管控。
4. 树立对婴幼儿伤害预防的高度责任感和严谨的工作态度,爱护幼儿。
5. 熟悉动物伤的现场急救。

一、动物伤概念

根据中国疾病预防控制中心慢性非传染性疾病预防控制中心在全国伤害监测数据集中的定义,动物伤是指动物的咬、抓(挠)、踢、压、蜇伤等,主要由动物毒素、毒液引起的伤害则归入中毒,如毒蛇咬伤。

二、婴幼儿动物伤现状

世界卫生组织2013年的报告显示,动物伤害已成为全球儿童发病和死亡的主要原因。中国已成为继美国和日本之后第三大养宠物的国家。中国2018年伤害监测系统显示,0～5岁婴幼儿动物伤占儿童伤害的7.81%,城市、农村地区0～5岁儿童伤害病例中动物伤占比分别为6.33%和11.15%。根据调查,中国的宠物拥有率已达到30%～40%。尽管养宠物有很多好处,但也有不利影响和潜在风险。

2016—2020 年《全国伤害监测数据集》[①②③④⑤]显示,0～4 岁婴幼儿动物伤占比逐年升高(见表 11-1)。半数以上动物伤害发生在家中,98.95％的动物伤都是非故意状态下发生的。

表 11-1　0～4 岁婴幼儿动物伤

年龄	2016 年		2017 年		2018 年		2019 年		2020 年	
	例数	构成比(％)	例数	构成比(％)	例数	构成比(％)	例数	构成比(％)	例数	构成比(％)
<1 岁	87	3.49	99	3.93	103	3.53	212	4.17	184	4.49
1～4 岁	4 708	8.80	3 770	7.89	4 644	7.53	13 322	11.90	13 932	14.49

　　三分之二的动物伤是由狗造成的,儿童是最常被狗咬伤的受害者,因为他们身材矮小,对危险的意识不强,对陌生的东西好奇。然而,儿童不具备用适当和及时的方式处理其伤害所需的知识,因此,可能会产生包括死亡在内的严重后果。此外,儿童受害者也更容易受到心理创伤。有研究表明,被宠物伤害的儿童有患上创伤后应激障碍(PTSD)的风险。狗造成的伤害是世界范围内一个严重的公共卫生问题,特别是对于儿童来说,是造成狂犬病等多种传染病的原因。

三、婴幼儿动物伤常见的因素

1. 人员因素

　　(1)婴幼儿个人因素。众多临床案例表明,在孩子身上发生的动物伤事故与孩子的成长发育紧密相关,婴幼儿多见于兔子、仓鼠的咬伤或抓伤,这与家养宠物有关。婴幼儿在玩耍宠物或小动物,或在给予动物喂食过程中,对动物好奇,但没有准确地掌握它们的行为,对危险意识轻,缺乏自我保护意识,很容易造成动物的咬伤或抓伤。对于狗来讲,孩子体格较小,对狗没有什么威慑力,而且盯着狗的眼睛看会让狗觉得受到了威胁。当狗感觉孩子可能要夺走它的食物或玩具,感受到自己的领地被孩子侵犯时更可能发起攻击。在遇到吵闹、尖叫的婴幼儿时,狗容易因焦躁而发起攻击。

　　(2)婴幼儿看护的成人因素。

　　① 家庭关系发展特点。因为社会发展的现状,很多家长因工作无法顾及孩子,将孩子交给老人。有些家庭会带着孩子去外地上班,或者家里只有一个孩子,家长怕孩子孤单,给孩子买狗、猫、仓鼠、兔子等宠物,用来陪伴孩子。这些孩子由于缺乏父母的陪伴,用宠物满足陪伴和情感需求,但也导致儿童被狗伤害的风险很高,很容易发生动物咬伤或者抓伤,特别是那些未能得到父母日常照顾和监护的儿童,看护者没有足够的知识和经验来保护孩子的安全。

　　② 机构中的发展特点。教育是人类社会的重要领域之一,随着社会的发展,0～3 岁儿童早期教育机构逐渐形成。在某些托幼机构中会饲养小动物,或者托幼机构周边环境中有野生动物出现,而保育老师对于儿童动物伤事故的发生预见性相对匮乏。因此,在孩子玩耍的过程中,就会出现动物咬伤或者抓伤的意外事故。[⑥]

　　③ 看护人的因素。在看护过程中,成人照护不足或缺失可能会影响婴幼儿是否发生动物伤。在本任务案例中,照护者没有发现大勇冲出去,托幼机构保安没有发现学校周围的动物出没。家长也只是在关注孩子跑来,没有关注到周围环境,存在侥幸心理,放松对婴幼儿的照护。在没有整理好队伍的情

① 中国疾病预防控制中心慢性非传染性疾病预防控制中心. 全国伤害医院监测数据集(2016)[M]. 北京:人民卫生出版社,2018:22.
② 中国疾病预防控制中心慢性非传染性疾病预防控制中心. 全国伤害医院监测数据集(2017)[M]. 北京:人民卫生出版社,2019:16.
③ 中国疾病预防控制中心慢性非传染性疾病预防控制中心. 全国伤害医院监测数据集(2018)[M]. 北京:人民卫生出版社,2020:15.
④ 中国疾病预防控制中心慢性非传染性疾病预防控制中心. 全国伤害医院监测数据集(2019)[M]. 北京:人民卫生出版社,2021:17.
⑤ 中国疾病预防控制中心慢性非传染性疾病预防控制中心. 全国伤害医院监测数据集(2020)[M]. 北京:人民卫生出版社,2022:17.
⑥ 陈盈,李丽萍. 国内外儿童动物致伤研究进展[J]. 伤害医学(电子版),2017,6(1):51-62.

况下,校园门敞开,而年幼的大勇对学校周围的环境中的风险无意识。如果婴幼儿在家中与宠物玩耍时无人照护,看护人不予指导,更易发生动物伤害事故。

2. 婴幼儿动物伤的环境因素

(1)婴幼儿活动场所开放,周围有野生动物或其他家养宠物等。

(2)婴幼儿睡眠、玩耍等处比较杂乱,不经常打扫卫生,会有小虫、蜘蛛等生长,从而出现意外的虫咬伤等。

3. 婴幼儿动物伤的产品相关因素

(1)宠物绳不符合标准,容易脱落。

(2)玩耍区、睡眠区等未进行定时检查。

(3)给托幼机构观赏的动物如兔子、仓鼠等笼子或饲养环境不符合标准。

四、婴幼儿动物伤的哈顿矩阵模型

哈顿矩阵模型的原则就是在各种危险因素的"源头"控制伤害的发生,根据2008年世界卫生组织和联合国儿童基金会共同发布的《世界预防儿童伤害报告》中儿童伤害危险因素的哈顿矩阵模型,大勇被狗咬伤的危险因素哈顿矩阵模型可见表11-2。

表11-2 大勇被狗咬伤危险因素的哈顿矩阵模型

发生阶段	相关因素			
	人(儿童)	物(作用物)	环境(物理环境)	环境(社会经济环境)
发生前	2岁,男孩,喜欢动,未听从老师指挥	突然冲出的狗	校园门打开	教师整理队伍,没有注意到大勇,校园门卫在注意人群安保,没有注意校园内情况
发生时	大勇奔出校园没有注意周围的危险动物	狗咬住脚,无法保护自己	门口环境嘈杂	被狗咬住,人群慌乱,家长和看护者无法打退狗,保安奋力打狗
发生后	脚被咬伤		送医	看护者现场未予特殊处理

通过哈顿矩阵模型信息分析,可以看出,在大勇这次被狗咬伤的事故中,存在以下风险因素:

(1)大勇2岁,能够独立行走,在老师不注意的情况下能够自己奔跑;大勇对周围有没有危险动物,不能够进行正确的判断。

(2)大勇虽然运动自如,但在被狗咬住时,惊吓恐惧,不能用正确的姿势保护自己。

(3)校园周围有出没的宠物、野生猫或狗等。

(4)因放学期间校门口人员众多,发生危险时,容易混乱。

(5)教师在整理队伍时,没有关注到不安分的大勇,也没有其他老师进行协助。

五、婴幼儿动物伤的预防

在了解动物致伤的发生现状、特征与危险因素之后,有必要进行一定的预防干预措施。我国尚未有针对动物伤害进行的干预研究,但国外已开展形式多样的干预措施,主要关于预防犬咬伤,针对不同的年龄群体,其中以大龄儿童学校宣传教育较为有效,对于伤害发生率更高、认知程度较低的低龄儿童则采取了更为活泼生动的教育方式,并初显成效。主要包括以下三个方面。

1. 有效照护

提高照护者、儿童保育者和教育工作者关于动物伤风险的意识。

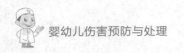

（1）婴幼儿始终在照护者、儿童保育者和教育工作者的有效照顾下。

（2）时刻关注婴幼儿的去向。

（3）在照护婴幼儿时，不看手机，不做其他的事情。

（4）不把婴幼儿单独留在一个空间内（如教室内、家内、公共区域内、游乐场所内等）。

（5）幼儿在校园内、外玩耍时，需维持秩序，不要随意走动，逗弄动物如宠物犬、宠物猫等。

2. 创建安全环境

（1）婴幼儿睡眠、活动的场所需要定时消毒和检查，以避免有昆虫或其他动物滋生。

（2）托幼机构在饲养某些小动物时，一定要做好环境保护和饲养安全等，避免动物跑出引发动物伤害事故。

（3）定期检查动物居住的笼子等的安全性。

（4）在孩子上学放学期间，托幼机构需要密切关注校园周围的宠物、野生动物等。接送人员有序。

（5）给孩子准备保护的用具，如接触仓鼠前戴上专用手套等。

3. 安全教育

（1）定期对儿童保育者和教育者进行培训及考核。

（2）家长定期接受相关教育。

（3）家长和婴幼儿一起学习，观看视频等相关的动物伤预防与急救相关知识。

（4）进行婴幼儿教育，通过使用图片或视频告知儿童，当面对狗、猫、仓鼠等动物时正确的行为方式是什么，怎样辨别潜在危险，例如不要招惹一只睡觉的狗，以及解读犬的肢体语言。

六、婴幼儿动物伤的现场急救

1. 婴幼儿动物伤现场勘查

婴幼儿动物伤的现场，照护者、儿童保育者和教育工作者可以从以下四个方面进行勘查：

（1）确定动物伤的时间、地点，以及周围是否仍有其他的动物。

（2）确定受伤的位置，以及孩子当时的状态。

（3）了解孩子跌倒的原始姿势及着地部位。

（4）了解动物的状况，如其为宠物，需要了解它是否打过正规疫苗，有无相关疾病等。

2. 婴幼儿动物伤的检查要点及紧急处理

（1）评估。婴幼儿被动物伤后，不要急于抱起，要先快速评估，婴幼儿是否有精神异常（如哭闹不止、烦躁、昏迷、意识不清等），是否有呕吐，是否有创面（如位置、大小、出血情况、是否有异物等）。

（2）紧急处理。

① 婴幼儿昏迷或精神异常，需要呼叫120急救。

② 一旦婴幼儿受到动物的攻击受伤，如果伤口不是很严重，应该立即用清水冲洗伤口，消毒处理，然后带孩子到医院进行相关检查和注射疫苗，尤其是狂犬疫苗，这时候无论是照护者还是儿童保育者、教育工作者都不要大意。

③ 对于婴幼儿严重的伤口，应该马上到医院进行急救，避免出现耽误治疗的情况。

 【实训】 婴幼儿动物伤危机管理

根据插图卡片（图11-2），进行婴幼儿动物伤危机管理。

(一) 实训要求

1. 能够掌握婴幼儿动物伤的危险因素。

2. 能够分析婴幼儿动物伤的危险因素。

3. 能够针对伤害进行预防对策的分析研讨(图 11-1)。

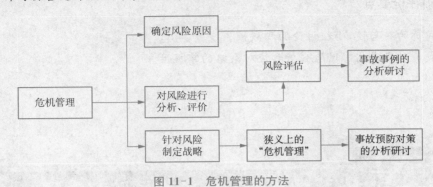

图 11-1 危机管理的方法

(二) 操作方法

1. 每 4 人分成一个小组,组长将小组成员信息及分工情况填入表 11-3。

表 11-3 小组成员分工表

小组成员	学号	姓名	任务分工
组长			
组员			

2. 分小组观察描绘着婴幼儿动物伤风险的插图卡片(图 11-2),分析危险因素。并在插图中与危险相关的地方做上"O"标记。

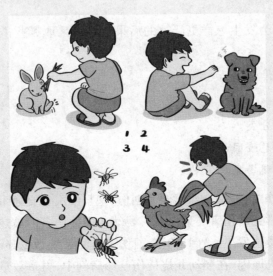

图 11-2 婴幼儿动物伤风险

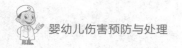

3. 分小组探讨危险因素的应对策略,并探讨如何实施。

4. 分析完成后,各组派出一位代表在课堂上分享参加此次活动的心得体会(每位分享时间控制在5分钟内),对可能发生的主要风险和预防对策进行解说,并提出简单的建议。大家可通过与自己的想法进行比较,磨炼自身在婴幼儿动物伤的危机管理。

(三) 实训评价要点

1. 小组成员的参与性,小组讨论的积极性。
2. 小组成员对交通伤害风险分析和应对策略的掌握性。

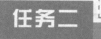

熟悉婴幼儿烧烫伤预防与处理

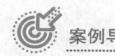

案例导入

托育机构的工作人员准备为孩子们煮热水泡奶粉。然而,在奶粉的准备过程中,小明不慎将桌上的热水壶碰翻,热水洒在了他的小腿上,小明疼痛难忍,大声尖叫。幸运的是,托育机构的工作人员接受过烫伤应急处理的培训,立即采取了科学、及时的救护措施。他们迅速将小明的烫伤部位放在流动的冷水下冲洗,降低伤口温度,减轻疼痛。然后,轻轻清洁伤口,使用无菌纱布包扎。工作人员还及时通知了小明的家长,并安排小明前往医院接受进一步治疗。经过医生诊断,小明的烫伤属于Ⅱ度烫伤。这起事故凸显了托育机构工作人员在婴幼儿烫伤处置方面所起到的关键作用。只有具备正确的急救知识和技能,才能在烫伤事故发生时迅速、有效地为婴幼儿提供救助,减轻他们的痛苦。

思考:如果未及时处置,会发生怎样更严重的后果?可以采取哪些措施避免此类伤害发生?

任务要求

1. 掌握婴幼儿烧烫伤的分类。
2. 掌握婴幼儿烧烫伤的危险因素。
3. 掌握婴幼儿烧烫伤的现场急救。

烧烫伤是最具破坏的创伤之一,是全球第四大创伤类型,仅次于交通事故、跌落和人际间暴力。烧烫伤也是威胁我国健康儿童常见的伤害类型之一。婴幼儿烧烫伤多因被热的液体烫伤导致,也有因火焰、电击、化学物质造成的烧烫伤发生。2018年全国伤害监测系统数据显示,0~1岁婴幼儿因烧烫伤到医疗机构就诊为第三位伤害原因,在婴幼儿烧烫伤就诊病例中,男童数量多于女童,绝大多数烧烫伤(95%以上)发生在家中,受伤部位以四肢为主,3~5月份发生较高。

由于婴幼儿皮肤较薄嫩,烧烫伤对婴幼儿生理上的损伤往往较成人更严重,可导致暂时性失能、残疾,甚至死亡。同时,婴幼儿器官系统处于生长发育过程中,烧烫伤对婴幼儿生理、心理和社会适应等会造成长期影响。

一、烧烫伤的概念

1. 烧烫伤的定义

烧烫伤是由热能或其他急性暴露引起的皮肤或者其他组织的损伤。当皮肤或其他组织的部分或全部细胞受到热、电、摩擦、化学物质或辐射等单一、非重复性损伤,会引发急性创伤。

2. 烧烫伤的机制

热——热能烧烫伤的深度与接触的外部热源温度、受热时间以及皮肤厚度有关。由于皮肤的热传导率较低,大多数的热烧伤仅累及表皮和部分真皮。最常见的热烧伤是由火焰、高温液体或固体、蒸汽导致的。

电能——当电流通过传导性差的身体组织时,电能会转变为热能并导致烧烫伤。损伤程度取决于电流的路径、电流流经组织时的电阻以及电流的强度和持续的时间。

摩擦——摩擦对组织的破坏和产生的热能会共同造成损伤。

化学物质——这是由多种机制引起的,除暴露时间以外,致伤物本身也决定损伤的严重性。如接触酸会引起组织凝固性坏死,而碱烧伤会产生液化性坏死。

辐射——射频能量或电离辐射可损伤皮肤和组织。最常见的辐射烧伤是太阳晒伤。由于电离辐射作用于DNA,并导致其损伤,辐射烧伤通常与癌症相关。电离辐射导致的临床结果取决于暴露剂量、时间和粒子类型(暴露深度)。

3. 烧烫伤的分类

根据不同目的和依据,烧烫伤有多种分类方法。

(1)根据烧烫伤发生的原因,可分为烧灼伤和吸入性烧烫伤两类。①烧灼伤是指发生在皮肤的烧烫伤,表现为烫伤、接触烧烫伤、火焰伤、化学烧伤、电灼伤等。②吸入性烧烫伤是因吸入过热气体、蒸汽、热液或不完全燃烧产生的有毒物质导致的烧烫伤,是火灾导致烧烫伤病例最常见的致死原因。

(2)根据烧烫伤的严重度和组织损伤的深度可以将烧烫伤分为Ⅰ度、Ⅱ度、Ⅲ度。烧烫伤的愈后以及是否需要外科植皮在很大程度上由烧烫伤的深度决定。

(3)烧烫伤的范围。全面和准确地评估烧烫伤面积大小,有助于指导治疗和决定治疗的方案,如转诊到烧伤中心。目前采用全身体表面积(total body surface area,TBSA)的百分比估计表示烧烫伤范围,TBSA百分比的烧烫伤评估不包括浅表(Ⅰ度)的烧伤。考虑儿童的生长发育对体表面积相对百分百的影响,手掌法可能更有用。手掌法是通过患儿手掌面积来大致评估小面积或不均匀的烧烫伤。在儿童中,不包括手指在内的手掌面积约占0.5%的TBSA,而包括手指在内的全部手掌面积则占1%的TBSA。

二、烧烫伤发生的危险因素

1. 婴幼儿生长发育相关因素

婴幼儿期是儿童生理和心理发育最快的时期,3周岁时幼儿脑容量约是出生时的2.5倍。婴儿半岁左右独坐,1岁左右独行,随着不断地生长,能够抓到之前够不着的物品,能做以前不能完成的动作,这个时期的儿童主要靠感觉和动作探索周围世界。婴幼儿的运动系统发育迅速,骨骼、关节、肌肉发育处于完善的过程中,神经系统和眼部功能发育不完善,因而动作的精确性和稳定性都较差,对危险的回

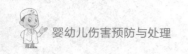

避感觉较迟钝,因而容易发生伤害。

婴幼儿的心理认知能力、社会性行为等都处在初步形成阶段,自我保护意识和对环境的适应能力弱,他们喜欢模仿成人,好奇又好动;对热量没有认识,因而缺乏对热的物质、物品、火焰等危险的防范意识。另外,男孩好动、情绪不稳、大胆、好奇心强、活动水平高,喜欢参加刺激性和危险性高的活动,因而相对女孩更容易发生烧烫伤。

儿童的皮肤黏膜发育特点也与烧烫伤发生有关。婴幼儿皮肤黏膜很薄,体温调节能力差,对热的回避反射不够迅速,与成人相比,相同温度的热量易对婴幼儿造成较深度烫伤;有时即使婴幼儿接触温度不高的热物,也可导致烫伤。由于婴幼儿体表面积比相对较大,烧烫伤后易致皮肤大量失液,更易发生脱水、休克和酸中毒等重症征象。婴幼儿抵抗力差,创面保护困难,更易导致创面污染,易并发感染。

2. 对婴幼儿照护不足

对婴幼儿的照护情况直接影响着烧烫伤是否发生和烧烫伤后损伤的严重程度。照护不足是造成婴幼儿烧烫伤发生的关键因素。婴幼儿没有密切照护并可接触热源,易导致烧烫伤发生。

3. 环境存在烧烫伤的危险因素

环境中存在婴幼儿可接触到的热源、电源电器、危险化学品、消防安全隐患等都可能是造成婴幼儿烧烫伤的原因。常见的环境危险因素如下:

(1) 未将婴幼儿与有加热设备或取暖设备等热源区域(如厨房)隔离。

(2) 环境中有易燃物品或易烧伤的日常用品和化学性物品。

(3) 环境不符合消防安全要求,或使用质量不合格产品,或存在无安全防护的电器。

4. 烧烫伤发生后应对能力不足

照护者缺乏应对烧烫伤的基本知识技能,烧伤后紧急的现场处置是影响烧烫伤结局的重要因素,及时有效的现场急救能大大降低烧烫伤的严重程度。错误的应对措施不但无助于降低损伤,还可能贻误救治时机,增加救治难度。尤其是火灾时,缺乏早期火情处置的基本技能,不熟悉火灾逃生的方法和技能是导致婴幼儿烧烫伤的重要原因之一。

三、婴幼儿烧烫伤的预防指导

1. 托育机构需安全管理

托育机构的烧烫伤预防首先应按照《托育机构管理规范(试行)》等规定中安全管理的要求,落实安全管理的主体责任,健全安全防护制度,认真执行各项安全措施。在此基础上,应将婴幼儿烧烫伤预防作为日常安全管理重点内容之一,对婴幼儿的烧烫伤预防管理要有明确的管理制度保障与操作指导,落实预防烧烫伤、消防安全培训和应急演练,规范保育人员的照护行为,确保提供婴幼儿一个远离烫伤和火险的安全环境;使用安全的产品;对幼儿和家长适当进行烧烫伤预防的安全教育。

对于烫伤的预防,在管理制度中应包括:热水和热食品的防烫管理规范、电器使用防烫管理规范、厨房使用管理规范、采购和使用安全产品的管理规范、婴幼儿烧烫伤应急处置管理规范等。对于火灾预防,在明确专兼职消防安全管理人员及管理职责的基础上,要建立消防设备定时检查规范以及确保消防通道畅通的日常检查规范,进行消防逃生计划和定期演练的制度规范。

2. 照护人员需加强照看

婴幼儿的烧烫伤预防与所有的伤害预防一样,看护是关键,特别是托幼机构工作人员在制作热的食物或饮品,使用热源、火源、电器或化学品时,需要加强对婴幼儿的照护。

(1) 照看婴幼儿时须保证整个时间段里,近距离看到和听到孩子,即使孩子是在睡眠中。看护婴幼儿的过程中,不从事无关的事情,如看手机等。

(2)照看者需每隔一段时间清点一次人数,包括:每次活动前后、交接班时、从一个地点到另一个地点,并在任何时候能立即说出看护的人数。

(3)禁止出现大儿童照看小儿童的情况。

(4)火灾发生时,优先保障婴幼儿在工作人员照护下安全撤离。

3.改善环境,确保托幼机构环境安全

婴幼儿缺乏对烧烫与火危险的辨识能力,因此确保安全的环境对预防婴幼儿烧烫伤十分重要。

(1)新建或改扩建托幼机构建筑时,应严格按照《中华人民共和国消防法》《建筑设计防火规范》《托儿所、幼儿园建筑设计规范》《托育机构设置标准(试行)》《托育机构管理规范(试行)》等相关规定。

(2)托幼机构每一个房间应装有烟雾警报器,如果有条件可安装喷淋设备。这些设备需要按照要求定期检查,确保工作正常。

(3)在托幼机构厨房安装燃气警报器。

(4)设置热水器出水温度低于50℃。

(5)在婴幼儿不能接触到的专门的区域摆放热水、热饭菜等物品。

(6)桌子与柜子等不使用桌布。

(7)厨房的门始终处于不易被婴幼儿打开的关闭状态,可使用门栏防止婴幼儿进入。

(8)将插座、电源、电线安装或铺设在婴幼儿接触不到的位置。

(9)保证所有桌子橱柜稳固,不会因为婴幼儿的碰撞摇动而造成放置其上的热水翻倒。

(10)所有化学用品专门保管并上锁,强酸强碱化学用品不能入园。

(11)婴幼儿生活和活动的环境中不应有打火机、点火器、火柴等物品;不使用有明火的蚊香驱蚊。

4.托育机构工作人员需安全培训教育

在托育机构的安全教育中必须包含烧烫伤的预防。教育人员应包括托幼机构在内的所有工作人员,能根据婴幼儿认知发育程度适当对婴幼儿进行预防烧烫伤教育,并通过家长会、网络平台等对家长宣传防止烧烫伤知识。

(1)对所有工作人员的教育。教育内容应包括:照护要求、热水使用原则(包括洗浴操作规范、热饮与热食品的安全放置原则)、燃气、电器安全使用原则、化学用品的存储与使用原则、火灾逃生与模拟练习的要求以及基本消防设备的使用。还应有烧烫伤急救处理技能、紧急事故发生后的报告程序。所有保育人员、工作人员上岗前须经过上述安全培训后方可上岗,每年至少组织一次复训和知识更新培训。

(2)对婴幼儿的教育。对婴幼儿的教育要考虑到其认识和行为能力。从幼儿学会说话就可以开始教育他们认识火、热量、烫对他们的意义,他们如何应对热或烫等知识技能,教会他们认识相关的标识。可以教幼儿逃生原则、听从口令、蹲下身体疏散等基本逃生要求,还可教幼儿发现身上着火时,必须停、躺、滚的处理方法。

(3)对家长的教育。家长对烧烫伤预防的认知和自身安全行为是预防婴幼儿在托幼机构外烧烫伤的重要因素。托幼机构可通过家长会、家长联系手册、与家长日常沟通的网络平台等进行宣传教育。内容除烧烫伤预防基本知识技能外,还可对托幼机构预防烧烫伤的工作规章制度、已开展工作等进行宣传,以争取家长对托幼机构安全工作的配合。

5.托育机构必须使用安全产品

使用质量合格、安全的产品是预防产品导致婴幼儿烧烫伤的基本要求。为此,托幼机构所使用的产品必须都从正规的采购渠道中获得以保证质量。同时,购置和使用一些能保护儿童、降低火灾或烧烫伤发生风险的产品可起到预防烧烫伤的作用。

(1)安全插座。使用有3C标识,按照2010年6月新国标生产的、有安全门的插座,以避免幼儿将物品插入插座而导致的触电。

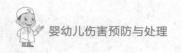

（2）安全电器。使用有 3C 标识、质量保证卡、有详细的使用说明和厂家联系方式的电器。

（3）燃气灶具。使用能自动熄火和报警的燃气灶具，并定期做好检查。

（4）热水设备。热水设备必须自身能调节恒温在 50℃ 以下，比如太阳能等。

（5）橱柜和桌子。橱柜和桌子等家具稳固。

（6）烟雾报警和自动喷淋装置。使用烟雾报警装置和自动喷淋装置能有效减少因火灾造成的烧烫伤发生。

（7）在日常的操作中，不使用电热毯、电保暖手套、热水袋、暖宝宝这类质量不稳定以及容易使用不当而引发婴幼儿烫伤的产品。

四、婴幼儿烧烫伤的现场急救

烧烫伤发生后，第一时间实施科学的紧急处理对降低损伤严重程度十分关键；同时，错误的处置非但无益于烧烫伤的治疗，还可能耽误救治，影响治疗效果。

烧烫伤发生后的处理原则：在确保看护者安全之前不要开始急救。不安全的施救环境不仅会导致自身受伤，也会延迟对婴幼儿施救。无论是轻度还是中重度烧烫伤，紧急应对方式主要包括：局部降温，预防及避免二次损伤和感染，及时送医就诊。具体操作时，照护者应参照"冲、脱、泡、盖、送"的五步原则。

（1）冲：将创面置于清洁的流动水下面，缓慢冲患处 10~30 分钟，凉水可将热迅速散去。如果疼痛持续可适当延长流水冲的时间。水流位置切忌过低，应从伤口的中心向四周蔓延。

（2）脱：在降温后去除包裹的衣物，若包裹物与局部创面粘连，可用剪刀剪开，但切忌强行剥去包裹物，以免二次损伤皮肤。如局部有水泡形成不要将水泡弄破，可减少感染的机会。

（3）泡：当创面无法冲洗时可用清洁的凉水浸泡患处，水温不宜过低，否则可导致低体温；如患处有破损，则不宜进行浸泡；大面积烧烫伤患儿，需注意浸泡时间，也可用冷敷的方法局部降温。切忌直接使用冰块或冰水冷却创面，会导致二次损伤。

（4）盖：用洁净的敷料覆盖烧烫伤创面并固定，以保护伤口、避免污染和减轻疼痛。同时需注意孩子的保暖，切忌全身裸露引起低体温。不要在患处涂抹任何药物或偏方，这不仅不利于创面的评估，还会增加感染的风险；切勿用黏性或绒毛敷料覆盖伤口，以免给后续的处理带来不便。不要自行刺破水泡，应由医生清创处理。

（5）送：应尽早将患儿送至专科医院进行救治，在运送过程中注意保暖。

口腔烧烫伤的处理：因吞咽很烫的液体或固体，吸入热蒸汽，口含易燃或腐蚀性物体会导致口腔烧烫伤，正确的处理应用流水冷却，防止窒息并及时就医。

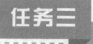
任务三 熟悉婴幼儿锐/钝器伤的概念和应急处置

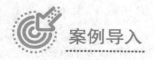案例导入

案例1： 2015 年 3 月 24 日下午 4 时 10 分，和往常一样，果果和同学们睡完午觉、上完厕所后回到教

室上课学习。这时,同桌小朋友辉辉捡起另外一张课桌上的美工刀在手里比划。突然,辉辉手中的美工刀划到果果右手手背。果果哇地哭出声来,随即手背上鲜血直流,果果附近的小朋友见到流血了,也吓得哭了起来,赶紧叫老师。此时,辉辉已经吓懵了。班主任李老师注意到孩子手背流血之后,赶紧将果果抱起跑向学校医务室。

案例2:小小,3岁,课外活动时,正蹲在地上玩耍,老师正在安抚一个哭闹的孩子,同学亮亮在扔一个500 g重的沙包,沙包砸在小小的头上。小小哭了一会儿,在老师的安抚下开始玩耍。放学的时候,家长发现小小头上有一个包。

思考:这两个孩子发生了什么伤害?是如何处理的?

任务目标

1. 掌握婴幼儿常见锐/钝器伤害风险及预防锐器/钝器伤害发生。
2. 熟悉婴幼儿锐/钝器伤的生理行为特点。
3. 能独立且熟练地识别出风险点,并能够进行风险管控。
4. 树立对婴幼儿伤害预防的高度责任感和严谨的工作态度,爱护婴幼儿。
5. 掌握锐器伤/钝器伤的现场急救。

一、锐器伤与钝器伤概念

钝器伤(Blunt force injury,Blunt instrument injury)是由钝性暴力导致人体解剖学机构破坏或功能障碍者。《全国伤害监测数据集》中的钝器伤包括硬物击伤,用身体等部位如拳头、肘、脚等的击伤或踢伤,方式有击、扎、夹、碰撞、摩擦、挤压、踩踏等(图11-3)。

刀/锐器伤(Sharp instrument injury)亦称"锐器创"。由刃缘或锐利尖端的物体造成的损伤。常导致皮肤与皮下组织破裂。常见的锐器有刀、斧、剪刀、匕首、玻璃片、金属片等。根据锐器的种类及其着力的方式不同,将锐器创又分为切创、砍创、刺创及剪创(图11-4和图11-5)。《全国伤害监测数据集》中的锐器伤包括割伤、撕伤、削、切、劈、锯等造成的伤害。

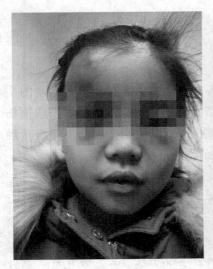

图 11-3 被球砸伤

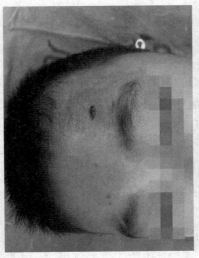

图 11-4 被铅笔芯划伤

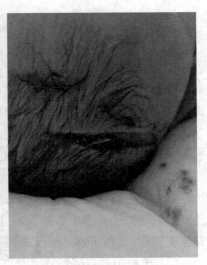

图 11-5 被刀划伤

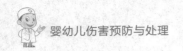

二、常见锐/钝器伤种类

锐器伤一般包括切创、砍创、刺创和剪创四类。钝器伤有擦伤、挫伤、挫裂创伤、骨折、内部器官破裂或肢体离断等。

三、婴幼儿锐/钝器伤现状

2018 年全国伤害监测系统(NISS)共采集全国 0~5 岁儿童病例 74 355 例,钝器伤(9.80%)居于第二位,2011—2012 年上海市浦东新区 0~6 岁婴幼儿伤害情况调查发现,婴幼儿伤害主要发生原因依次为跌倒或坠落(54.49%)、刀或锐器伤(19.16%)和钝器伤(12.20%)。2016—2020 年《全国伤害监测数据集》显示,0 岁婴幼儿钝器伤构成比为 7.70%~11.25%,锐器伤在 2.74%~3.67%,1~4 岁年龄组钝器伤构成比为 8.77%~10.69%,锐器伤构成比为 4.86%~5.88%(表 11-4)。王佳欢采用拟定的"儿童锐器损伤实况调查表"研究[1]发现,0~3 岁锐器伤占 10.26%。《2014—2019 年广州市 0~6 岁儿童伤害流行特征分析》显示 0~3 岁钝器伤构成比为 10.72%,锐器伤构成比 3.41%[2]。

表 11-4 2016—2020 年 0~4 岁钝器伤与锐器伤现状

	年龄	2016 年		2017 年		2018 年		2019 年		2020 年	
		例数	构成比(%)	例数	构成比(%)	例数	构成比(%)	例数	构成比(%)	例数	构成比(%)
钝器伤	<1 岁	264	10.59	243	9.65	328	11.25	392	7.70	321	7.83
	1~4 岁	5 719	10.69	4 701	9.84	5 892	9.55	9 815	8.77	8 581	8.93
锐器伤	<1 岁	79	3.17	69	2.74	107	3.67	179	3.52	126	3.07
	1~4 岁	2 600	4.86	2 395	5.01	3 627	5.88	5 874	5.25	4 793	4.99

四、婴幼儿锐/钝器伤常见的因素

(一) 人员因素

1. 婴幼儿个人因素

婴幼儿对外界充满好奇,但他们的运动协调能力和反应能力尚不成熟。白天是孩子进行活动的主要时间。孩子成长过程中,因为学翻身、走路不稳等,会撞倒其他物品或硬物、玩具等,引起砸伤或撞伤等钝器伤。1~2 岁的孩子较为活跃,不能对安全或危险做出正确的判断,所以他们会因为不知道接触手工刀、锥子等的刃面可能会受伤而将它们拿来当玩具,导致割伤或刺伤的情况发生。

2. 婴幼儿看护的成人因素

(1) 家庭关系发展特点。婴幼儿锐器/钝器伤大多发生在日间,白天是儿童进行活动的主要时间,且监护人常忙于日常事务缺乏对儿童的看护。监护人对锐器、钝器的损伤认识不足,在使用后常常没有正确保存,让孩子容易触及从而引发伤害。

(2) 机构中的发展特点。教育是人类社会的重要领域之一,随着社会的发展,0~3 岁儿童早期教

① 王佳欢. 儿童锐器损伤的危险因素和预防措施分析[J]. 中国妇幼保健. 2022,12:2251-2253.
② 杨韵鸥,黄婷苑,林伟权,等. 2014—2019 年广州市 0~6 岁儿童伤害流行特征分析[J]. 预防医学情报杂志. 2021,4:553-558.

育机构逐渐形成。在某些托幼机构中,教师对于婴幼儿锐器/钝器伤事故的发生预见性相对匮乏。

（3）看护人的因素。

① 在看护过程中,成人照护不足或缺失可能影响婴幼儿是否发生锐器/钝器伤。

② 照护者、儿童保育者和教育工作者关于锐器/钝器伤风险的意识不足。在本任务案例1中,照护者没有及时收纳美工刀,只是把使用的美工刀放到另外一张桌子上。案例2中,照护者正在安慰哭闹的小朋友,没有看到拿沙包的亮亮。

③ 存在侥幸心理,放松对婴幼儿的照护。如照护者私自离开被照护的儿童。在本案例1中,小朋友午觉睡醒,照护者没有及时照看他们。

④ 婴幼儿在家中,看护人忙于日常事务,没有及时收纳尖锐物品或者地面物品。对于用具的使用,没有对婴幼儿进行正确指导。

⑤ 照护者、儿童保育者和教育工作者在陪孩子玩耍的过程中分散精力。

（二）婴幼儿锐/钝器伤的环境因素

（1）婴幼儿活动场所存放尖锐物品。
（2）婴幼儿睡眠、玩耍的地方比较杂乱,物品摆放无序,容易导致跌倒、撞倒等发生钝伤。
（3）婴幼儿生活区域的桌椅板凳及柜子摆放不固定,若不慎掉落容易砸到婴幼儿。

（三）婴幼儿锐/钝器伤的产品相关因素

（1）桌角、边缘等锐利。
（2）玩具损坏,有容易刮伤的边缘。
（3）抽屉、门窗等不上锁,容易引起挤伤、夹伤等。
（4）玻璃制品容易损坏。

五、婴幼儿锐/钝器伤的 K-SHEL 事故分析

托幼机构能使用 SHEL 模型或 m-SHEL 模型对事故进行分析。考虑到托幼机构多因孩子和老师引起伤害,为了能够更好地分析,可以参考田中版幼儿园用的 K-SHEL 模型(图 11-6 和表 11-5)。

K-SHEL 模型

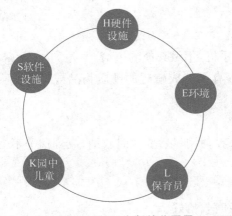

图 11-6　幼儿园的事故分析(田中版幼儿园用 K-SHEL 分析)

表 11-5　幼儿园用 K-SHEL 分析法对应项目的解释

S(软件设施)	<ul><li>说明(保育人员的教学计划、教育顺序)</li><li>业务的协商、传达,教室的使用方法</li><li>玩具的整理、新人教育、进修等</li></ul>

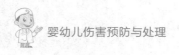

(续表)

H(硬件设施)	● 校舍、室外活动场的构建,固定游乐设施的构建,书桌、椅子等设施的构建 ● 餐具的尺寸、造型、备用品的配置、固定方法等
E(环境)	工作时间之类的劳动条件,采光、换气、温度等工作场所的环境因素等
L(保育员)	身心状态,经验,保育知识、技能,性格,对规则的遵守等
K(园中儿童)	年龄,发育、成长程度,性格,心理状态,家庭因素,生活状况等

针对导入案例 1 与案例 2,可以结合表 11-5 进行分析,如表 11-6。

表 11-6　案例 1 与案例 2 的 K-SHEL 分析

	案例 1	案例 2
S(软件设施)	保育员工具未及时整理、收纳	教育顺序:保育员在活动期间不得不安慰哭闹的孩子
H(硬件设施)	睡眠与教室处于同一空间	玩具沙包重量较重
E(环境)	保育员在孩子睡眠时仍需要进行相关的教室装饰工作	
L(保育人员)	未遵守教育局的规定:包括道具等,刀具、尖角等可能伤害到孩子的东西不能带进教室	活动期间,仅一个保育员负责全班的孩子,在处理一件事情的时候,无法顾及其他的孩子活动状况
K(园中儿童)	辉辉对尖锐物品的风险无认识	小小蹲在地上玩耍,没有注意到周围的危险,亮亮对于沙包的重量无认识,扔出去的方向无法把握,对于其伤害风险无认识

六、婴幼儿锐器/钝器伤的预防

在了解锐器/钝器伤的发生现状、特征与危险因素之后,有必要进行一定的预防干预措施。

1. 提高照护者、保育人员和教育工作者关于锐器/钝器伤风险的意识

(1)婴幼儿始终在照护者、保育人员和教育工作者的有效照顾下。

(2)时刻关注婴幼儿的去向。

(3)在照护婴幼儿时,不看手机,不做其他的事情。

(4)时常注意孩子周围是否有会造成磕碰的硬质物品或带有尖角、锐利的物体(图 11-7)。

(5)不让孩子在拉门边玩耍。

(6)剪刀或刀具之类的物品在使用过后要及时收纳,放到孩子不能够到的地方。

2. 创建安全环境

(1)玩具玩过之后一定要及时收拾好。

(2)抽屉使用后一定要关闭好,甚至可以使用儿童锁。

(3)保育人员在打开抽屉时要先确认当时孩子们的位置。

(4)孩子可能会被拉门沟槽绊倒,或被铝制拉门夹到手或脚等,此处应不让孩子单独行走。

(5)为了不让门因被风吹而猛然关闭,可在门上安装制动装置,并在门缝处做防护。

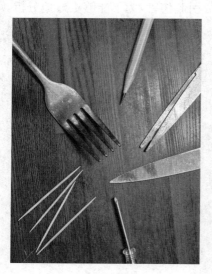

图 11-7　家中常见尖锐物品

（6）有锐角的器材要安装防护。

（7）门的玻璃使用强化玻璃。

（8）书架、置物架应做固定（图 11-8）。

3．安全教育

（1）定期对儿童保育者和教育者进行培训及考核。

（2）家长定期接受相关教育。

（3）教导孩子不要争抢或挥动图画书或折纸，不随便使用剪刀等。

（4）教导孩子正确的游戏方式和道具的使用方法。

（5）让孩子不要进入秋千的摇晃范围内，以免被撞伤。

（6）教导孩子不要手持树枝或木棍、铅笔或有箭头的器具奔跑，不要挥舞。

（7）不要给孩子玩开关门窗的游戏。

（8）教导孩子应该坐在位置上使用筷子、叉子吃饭，而不是把饭含在嘴里乱跑。

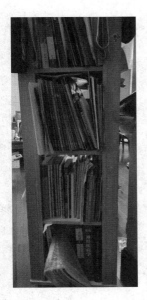

图 11-8　没有固定的书架

七、婴幼儿锐器/钝器伤的现场急救

1．婴幼儿锐器/钝器伤现场勘查

照顾者、儿童保育者和教育工作者要从以下三个方面进行现场勘查：

（1）确定损伤环境和物品。

（2）确定受伤的位置和孩子当时的状态。

（3）及时与家长沟通。

2．婴幼儿锐器/钝器伤的检查要点及紧急处理

（1）评估：婴幼儿伤后，要先快速评估。评估婴幼儿是否有精神异常（哭闹不止、烦躁、昏迷、意识不清等）、是否有呕吐、是否有创面（位置、大小、出血情况、是否有异物等）。

（2）紧急处理。

① 婴幼儿昏迷或精神异常，需要呼叫 120 急救。

② 对于小的伤口，位置浅表，创面小，出血少，无异物，可进行消毒、包扎。

③ 对于严重的伤口应该马上到医院进行急救，避免出现耽误治疗的情况。

【实训】　对划伤的处理

通过实训内容，了解锐器伤的处理。

（一）实训要求

熟悉锐器伤的处理方法。

（二）操作方法

1．判断伤势严重程度：

① 观察伤口：如果只是皮肤表层的小划痕，没有出血或仅有少量出血，且伤口边缘整齐，可以认为是较轻的划伤。

② 如果伤口较深，有较多的出血，或者伤口不整齐，有异物嵌入，可能是较严重的划伤。

③ 判断是否有感染迹象：如红、肿、热、痛、脓液等。

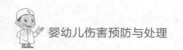

2. 处理方法：

① 对于轻微的划伤，可以先用清水清洗伤口，去除污物和细菌，然后用碘伏或酒精消毒，并覆盖干净的纱布或创可贴，以防感染。

② 如果伤口有异物嵌入或较深，不要自行处理，应尽快就医，以免感染或留下疤痕。

③ 对于出血较多的伤口，应采用指压法或止血带止血，并立即就医。

④ 如果伤口附近有神经，如手指、脚趾等，受伤后感觉异常或功能减退，可能是神经损伤，应立即就医。

3. 注意事项：

① 避免用手直接接触伤口，以防感染。

② 受伤后不要立即洗澡，以免伤口感染。

③ 保持伤口干燥，避免碰撞或摩擦，促进伤口愈合。

④ 观察伤口恢复情况，如有感染迹象或愈合缓慢，应就医咨询。

4. 与家长沟通：告知处理过程，并叮嘱注意观察创面改变，不要让小朋友抓挠创面，必要时带孩子就医。

（三）实训评价要点

1. 熟悉划伤伤势判断。

2. 动作轻柔。

3. 家长告知详细。

任务四　了解婴幼儿虐待的基本概念

 案例导入

北京某托幼机构多名幼儿家长反映该机构的幼儿遭遇老师扎针、喂白色药片，并提供了孩子身上多个针眼的照片。警方立即进入调查，并将涉嫌虐童的托幼机构教师刘某刑拘。数月后当地法院经审理查明，被告人刘某在所任职的托幼机构内，使用针状物先后扎4名幼童，人民法院依法对被告人刘某以虐待被监护、看护人罪一审判处刘某有期徒刑一年六个月，禁止其自刑罚执行完毕之日起五年内从事未成年人看护教育工作。

思考：哪些因素导致托幼机构出现虐童事件？哪些行为是虐待儿童的行为？

 任务要求

1. 了解儿童虐待的概念和常见类型。

2. 熟悉婴幼儿虐待的特征表现。

虐待是一个复杂的全球性问题,是故意伤害中常见的类型。儿童虐待(child abuse)是指对 18 岁以下儿童有义务抚养、监管或有操纵权的人,做出对儿童的健康、生存、生长发育及尊严造成实际的或潜在伤害的故意行为[①]。在全球范围内,据估计每年有 50% 的 2~17 岁的儿童遭受某种形式的暴力行为。在世界各地,有近 3 亿 2~4 岁的儿童经常遭受其照护者的暴力管教。在美国,一年内发生的虐待儿童所造成的终生成本估计为 4 280 亿美元,而在东亚和太平洋地区,虐待儿童后果的经济成本相当于其地区每年国内生产总值的 1.4%~2.5%。儿童虐待不仅给受虐儿及其家庭带来伤害和痛苦,甚至会造成受虐儿躯体永久性残疾或死亡,同时消耗大量的医疗资源,而且对受虐儿成年后的身心健康及其未来家庭等各个方面带来长久的不良影响。

近年来,托幼机构虐童事件层出不穷,如何在全社会建立儿童防虐的保护网需政府、家庭、学校等多方共同努力。根据联合国《儿童权力公约》规定中对儿童虐待的概念分类和表现方式的界定,由于各国经济、文化和价值观不同,儿童虐待的发生率差异很大。很大部分的虐待造成的儿童死亡被不恰当地归咎于跌落、烫伤、溺水和其他原因,所报告的数字往往低估了问题的严重程度,尤其是婴幼儿的虐待因为不易识别而被严重低估。世界卫生组织、联合国儿童基金会等国际组织已将儿童虐待作为全球一个急需优先解决的公共卫生问题。

一、儿童虐待的概念和常见类型

世界卫生组织 1999 年对儿童虐待定义如下:指有抚养义务、监护权和支配权的人做出对儿童的生存、健康、发育和尊严造成伤害的行为,其中包括各种形式的躯体、精神虐待、性虐待和忽视以及经济剥削。儿童虐待是故意伤害中常见的类型,主要包括以下四种类型:身体虐待、精神虐待、性虐待和忽视。在大多数情况下,多种虐待方式往往同时发生。

(1)身体虐待:他人故意使儿童身体遭受伤害或使其面临受伤的风险,可涉及殴打、摇晃、摔打、毒害、烧伤或烫伤、淹溺、窒息等对儿童造成伤害的方式。

(2)精神虐待是指对儿童的自尊心和精神健康造成伤害。包括:言语或情感攻击,如不断贬低或斥责儿童以及孤立、无视或拒绝儿童。所有其他类型的虐待都会涉及一定程度的精神虐待,尽管精神虐待也可能单独发生。

(3)性虐待是指与儿童发生任何形式的性行为。包括性接触,比如故意性抚摸、口交或性交。同样也包括非接触性的儿童性虐待,比如让儿童接触性行为或色情资讯、观看或拍摄儿童从事性相关行为、对儿童进行性骚扰,或者安排儿童卖淫,包括性贩卖。性虐待不仅是成年男性所犯的罪行,妇女及青少年也可以施行性虐待行为。

(4)忽视是指未能提供足够的食物、衣物、住所、干净卫生的成长环境、感情、监督、教育以及医疗护理。

儿童虐待通常是一个持续的过程,常发生在家庭、教育机构或社区环境中。施虐人通常是与儿童关系亲密的人或照看人员,较少见的是陌生人。美国儿童保护服务机构指出每年有超过 200 万起涉嫌虐待儿童的报告,其中 18% 涉及身体虐待[②]。美国儿童局 2020 年度虐待儿童报告数据显示,76.1% 的受害者为忽视,16.5% 受到身体虐待,9.4% 受到性虐待[③]。

任何体罚都会留下情感创伤,即使是以管教名义的体罚都可能构成虐待儿童,因此在托幼机构中禁止使用任何形式的暴力,虽然托幼机构中老师和照护者使用体罚的目的是帮助儿童或婴幼儿改善他

① World Health Organization. World report on child injury prevention: summary.

② CHRISTIAN C W, COMMITTEE OCAA, CRAWFORD-JAKUBIAK J E, et al. The Evaluation of Suspected Child Physical Abuse[J]. Pediatrics, 2015, 135(5): e1337-e1354.

③ U. S. Department of Health Human Services AFCF. Child Maltreatment.

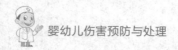
们的行为,但研究表明,体罚常会导致幼儿行为更差,还会导致心理健康问题、自尊心低下和学习成绩降低等不良影响。

二、婴幼儿虐待的特征表现

识别婴幼儿虐待对保护婴幼儿生长发育阶段免受虐待具有重要意义,身体虐待最容易被发现,因此托幼机构工作人员应进行适当的培训,尽早识别婴幼儿虐待。

1. 被虐待儿的特征性行为表现

(1)有局部躯体疼痛或不适的迹象。

(2)即使在炎热的天气,仍然遮盖住双臂和双腿。

(3)对在体育课或游泳课上换衣服感到担心。

(4)看起来蓬头垢面或无人照顾。

(5)饮食习惯的短期改变。

(6)交朋友或维持友谊有困难。

(7)害怕与人交流,警惕身体接触。

(8)不在意自己或他人的安全。

(9)放学却不想回家的迹象。

(10)短期内行为上出现较大的变化。

(11)对外界刺激缺乏兴趣和反应。

(12)持续疲倦或心事重重。

上述单一的表现难以确认婴幼儿受到虐待,但每项表现均有助于保育人员早期识别婴幼儿虐待。保育人员不需要"绝对证据",只要有上述表现、凭直觉或担忧可启动报告程序,托幼机构应完善保护儿童安全的机构,并积极支持保育人员出于好意的报告,儿童安全团队中的专业人员应尽早鉴别托幼机构中可能出现的虐待。

2. 被虐儿的特征性损伤表现

(1)虐待性头部创伤(Abusive Head Trauma,AHT)指通过摇晃、直接暴力击打或其他原因造成的儿童头部的受伤,是儿童,尤其是婴幼儿发病率和死亡率高的重要原因[①]。婴幼儿及儿童中 AHT 包括由钝力创伤、摇晃或者联合暴力造成的虐待性颅骨、脑和脊髓损伤。与摇晃有关的典型脑损伤也曾称作"摇晃撞击综合征"和"摇晃婴儿综合征"等,是婴幼儿虐待死亡的重要原因。4 岁以下幼儿躯干、耳朵和颈部擦伤、口腔损伤(如系带撕裂),或 4 个月以下小婴儿的皮肤任何擦伤、硬膜下出血、颅内出血、剪切伤、撕裂伤或挫伤[②]和颅骨骨折等都提示 AHT。视网膜出血是 AHT 的特征性表现,尤其是婴幼儿严重的视网膜出血提示与虐待密切相关[③④⑤⑥]。

(2)特征性骨折、皮损或肿胀。儿童虐待典型干骺端骨折发生在儿童的四肢被拉扯、扭曲或摇晃

① NARANG S K, FINGARSON A, LUKEFAHR J. Abusive Head Trauma in Infants and Children[J]. Pediatrics, 2020, 145(4).

② KEENAN H T, RUNYAN D K, MARSHALL S W, et al. A population-based study of inflicted traumatic brain injury in young children[J]. JAMA, 2003, 290(5): 621-626.

③ LEVIN A V. Retinal hemorrhage in abusive head trauma[J]. Pediatrics, 2010, 126(5): 961-970.

④ VINCHON M, de FOORT-DHELLEMMES S, DESURMONT M, et al. Confessed abuse versus witnessed accidents in infants: comparison of clinical, radiological, and ophthalmological data in corroborated cases[J]. Childs Nerv Syst, 2010, 26(5): 637-645.

⑤ BINENBAUM G, MIRZA-GEORGE N, CHRISTIAN C W, et al. Odds of abuse associated with retinal hemorrhages in children suspected of child abuse [J]. J AAPOS, 2009, 13(3): 268-272.

⑥ MORAD Y, KIM Y M, ARMSTRONG D C, et al. Correlation between retinal abnormalities and intracranial abnormalities in the shaken baby syndrome[J]. Am J Ophthalmol, 2002, 134(3): 354-359.

时。其他虐待特征性骨折还表现为多发性、连续性后肋骨骨折；不同愈合阶段的骨折同时存在；临床不常见部位的骨折（如肩胛骨骨折）；如典型的长骨、椎骨和胸骨的干骺端骨折；中间骨（如肱骨或股骨）的骨折。虐待特征性骨折常常伴随着特征性皮损、肿胀等。

（3）口腔损伤及咬伤痕迹。虐待所致的口腔损害常常是特征性的，如唇、舌系带撕裂伤；舌、唇、颊黏膜、软硬腭、牙龈等黏膜烧烫伤、瘀斑、擦伤、撕裂伤、瘢痕等，牙齿断裂和移位，颌面部特征性骨骼骨折等可能与强迫喂养有关。如果有性虐待还可造成躯体特殊部位的咬伤痕迹。

三、托幼机构中预防婴幼儿虐待的发生

虐待对儿童和婴幼儿的影响是深远的，即使孩子获得了躯体上的康复，生活回归到正常状态，但大多数儿童期曾遭受虐待的人精神上的伤疤仍然存在，只是被很好地掩盖了。对于他们来说，完全恢复是无法企及的，余下的童年和成人时期可能饱受焦虑或抑郁、饮食睡眠失调、酒精等物质滥用、破坏性的人际关系以及长期精神疾病的困扰。

保护每一个婴幼儿安全是托幼机构所有员工的责任，需高度重视并预防婴幼儿虐待，防止在看护婴幼儿的工作中发生不当行为，保护儿童免受伤害。可以从以下七个方面入手。

第一，加强幼师教育和素质建设。学前教育是婴幼儿养护与早期教育融为一体的教育模式，托育工作以爱和尊重为基础，以促进婴幼儿健康发展为目标。托幼机构人员不仅要有幼教专业知识和专业上岗证书，更须有良好的职业道德和健全的人格。加强托幼机构工作人员的心理健康筛查，持续关注他们的心理健康发展，对工作中的情绪化问题，要正确引导，培养积极的健康心态。邀请心理专家定期对托幼机构工作人员进行心理培训和辅导，定时释放工作压力，促进他们的心理健康发展。

第二，完善儿童保护相关的法律法规。由于婴幼儿表达能力弱，受虐后不知或不敢表达，而且对于受虐儿童的身体特征、行为特征、情绪特征等方面尚无明确的标准体系，因此，确定托幼机构工作人员是否对儿童实施了虐待行为，具体标准亦不明确。儿童保护方面的立法缺乏系统性，可操作性的司法解释。

第三，加强政府对托幼机构的有效监督管理。政府的法定职责需执行到位，如儿童虐待防护的园长责任制，制定托幼机构建筑设计规范，明确师幼比例等，以防止出现儿童虐待。

第四，为防止虐待的发生，托幼机构须加强对工作人员的监管。婴幼儿活动场所可设置全覆盖的现代监控设备，建立健全高效的管理运作模式和赏罚分明的教育教学机制，在虐童行为出现苗头时就能及时发现。

第五，家长应在婴幼儿虐待预防中发挥作用。中国传统文化普遍认为父母或教师对儿童拥有惩戒权，对儿童通过惩罚进行教育是正常的事情，因此惩戒、教育和虐待儿童行为之间的界限也就不甚清晰。家长也易缺乏监督托幼机构工作人员的意识和能力，因此在日常生活中应当细心观察发现孩子的变化，及时发现异常情况。

第六，增强对婴幼儿的安全教育。托幼机构、家长和儿童都需进行安全教育，提高儿童自我防范意识，禁止任何以管教为名义的体罚。家长和老师应及时观察孩子生理和心理的变化。婴幼儿自我保护意识和表达能力比较差，受到虐待后，因为害怕不敢及时告知老师和家长，也导致了虐童事件未被及时发现。保育人员和家长应掌握受虐儿童常见的表现，细心观察并保留证据，以及时发现虐待行为。

第七，托幼机构需要建立安全学校的目标来提高所有员工预防儿童虐待、保护儿童安全的责任意识，使员工履行保护儿童安全的责任并制定标准流程。当发生潜在儿童虐待时，学校所有工作人员都需遵循该规程。

预防儿童虐待、保护婴幼儿健康发展在我国任重而道远，一方面，我国目前虽然已颁布了相应的儿童保护权利的法律法规，但并没有形成威慑虐待儿童行为的执行体系。另一方面，刑法对虐待罪的量

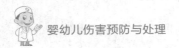

刑偏轻,虐待儿童虽然是一种严重的故意伤害行为,但对犯有虐待罪的侵害人仅仅处以最高2年以上7年以下的有期徒刑、拘役或管制。预防儿童虐待还需在全社会开展针对性的文化改造运动,扭转暴力的传统教育方式,对家庭暴力零容忍,发掘和发扬传统文化中优秀的教育思想和方法。只有多方协力,整合法律、政府、家庭、学校、幼儿教师等多方力量,形成以法律为依据、政府为主导、家庭为基础、学校为重点、幼儿教师为补充的儿童防虐保护网,才能有效遏制儿童虐待的现象。

【实训】 托幼机构如何预防虐待的发生

【任务要求】

1. 培训保育人员在早期识别对婴幼儿的躯体虐待。

2. 保育人员了解如何预防虐待在机构内的发生。

【操作方法】

1. 以4~6人为单位,讨论保育人员如何防止在看护婴幼儿的工作中发生虐待行为并在班级中进行汇报。

2. 讨论过程中需要处理好教育过程中的惩戒与虐待的关系,保护儿童免受虐待。

【实训评价要点】

1. 以儿童虐待的概念为导向,分析虐待及其类型。

2. 从儿童角度出发,核查托幼机构中可能出现虐待的环节。

3. 能够用制度和培训规避托幼机构中儿童虐待的发生。

 思政园地

我国政府发布的与儿童虐待相关的重要政策文件是《中华人民共和国未成年人保护法》。《中华人民共和国未成年人保护法》是由全国人民代表大会常务委员会根据宪法制定的,专门保护未满18周岁的公民的合法权益的法律,1991年通过,2006年第一次修订,2012年修正,2020年第二次修订,2021年6月1日起施行。2024年第三次修订,2024年4月26日起施行。这部法律的宗旨是保护未成年人身心健康,保障未成年人合法权益,促进未成年人德智体美劳全面发展,培养有理想、有道德、有文化、有纪律的社会主义建设者和接班人,培养担当民族复兴大任的时代新人。法律规定,国家、家庭、学校和社会应共同负责未成年人的保护,以确保他们的身心健康和人身安全。《中华人民共和国未成年人保护法》明确禁止任何形式的虐待和遗弃未成年人,同时要求家庭、学校和社会组织提供必要的照顾和帮助。法律还要求成年人、教育工作者和社会工作者尊重未成年人的人格尊严,关爱未成年人,预防和制止未成年人受到虐待、欺凌和性侵犯等侵害行为。

请思考:《中华人民共和国未成年人保护法》立法的意义是什么?

 模块小结

托幼机构工作人员要了解动物伤、锐/钝器伤、烧烫伤等伤害类型,熟悉在托幼机构应急处置的方法。托幼机构的工作人员还要了解虐待伤的常见表现和处置流程,及时识别虐待伤,并按照处理流程及时合理地处置问题。

在线练习

思考与练习

一、单项选择题

1. 以下与婴幼儿被宠物狗咬伤有关的是(　　)。

    A. 逗弄宠物狗

    B. 宠物狗处于愤怒的时候

    C. 照护者单独让婴幼儿与愤怒的宠物狗待在一起

    D. 以上都是

2. 以下哪项是婴幼儿动物伤的环境因素?(　　)

    A. 照护者每日定时检查婴幼儿活动的场所,没有外来入侵动物

    B. 用来关闭仓鼠的笼子门关闭,幼儿无法打开

    C. 放学时,家长有序排队,照护者将每个孩子交到家长手里,门卫检查校园周围没有宠物或其他野生动物出现

    D. 校园开放,时有猫狗出现

3. 以下属于钝器伤害的是(　　)。

    A. 肘击   B. 小朋友玩耍时相撞

    C. 上肢被门夹伤   D. 以上都是

4. 以下符合烧烫伤现场处置原则的是(　　)。

    A. 将创面置于清洁的流动水下冲洗   B. 应尽可能长时间将创面置于凉水中

    C. 应尽可能暴露创面,促进创面干燥   D. 出现水泡时应现场尽早戳破

5. 以下属于婴幼儿虐待的是(　　)。

    A. 故意性抚摸   B. 殴打

    C. 未提供足够的情感支持   D. 以上都是

二、多项选择题

1. 锐器伤包括以下哪几类?(　　)

    A. 切创   B. 砍创   C. 刺创   D. 剪创

2. 婴幼儿锐/钝器伤常见的风险因素包括以下哪几种?(　　)

    A. 婴幼儿个人因素

    B. 看护的成人因素如看护时做其他的事情

    C. 婴幼儿活动周围放置刀等锐器

    D. 玻璃制品损坏后没有及时收纳

3. 以下属于 K-SHEL 分析法的有(　　)。

    A. 玩具是否及时收纳   B. 固定游乐设施构建是否合理

    C. 保育员经验是否丰富   D. 婴幼儿发育是否正常

三、判断题

1. 在宠物狗正在进食时,婴幼儿逗弄它可能会发生被狗咬伤的事故。　　　　(　　)

2. 婴幼儿动物伤与产品无关。　　　　(　　)

3. 儿童虐待包括身体虐待和精神虐待。　　　　(　　)

4. 没有及时整理的剪刀等尖锐物品是托幼机构婴幼儿锐器伤的重要危险因素。　　　　(　　)

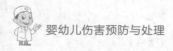

5. 摩擦不会导致婴幼儿烧烫伤。 （　　）

四、简答题

1. 如何用哈顿矩阵模型评估婴幼儿动物伤事故中的风险因素？
2. K-SHEL 分析中含有哪些内容？

主要参考文献

1. 崔炎，仰曙芬. 儿科护理学［M］. 6 版. 北京：人民卫生出版社，2017.

2. 王声湧. 伤害定义及分类［J］. 中华疾病控制杂志，2010，14(10)：987.

3. ［美］Margie Peden，Kayode Oyegbite，Joan Ozanne-Smith，等. 世界预防儿童伤害报告［M］. 段蕾蕾，译. 北京：人民军医出版社，2012.

4. 国家卫生健康委员会疾病预防控制局. 中国伤害状况报告 2019［M］. 北京：人民卫生出版社，2019.

5. 国家卫生健康委统计信息中心，中国疾病预防控制中心，慢性非传染性疾病预防控制中心. 中国死因监测数据集 2018［M］. 北京：中国科学技术出版社，2019.

6. 梁晓峰. 中国儿童伤害报告［M］. 北京：人民卫生出版社，2017.

7. 汪媛，叶鹏鹏，段蕾蕾. 2006—2014 年我国门急诊儿童非故意和故意伤害病例分析［J］. 中华疾病控制杂志，2016，20(7)：670-674＋743.

8. 段蕾蕾，吴凡，杨功焕，等. 全国伤害监测系统发展［J］. 中国健康教育，2012，28(4)：338-341.

9. 李欣宇. 儿童行为问题与伤害的流行病学研究［D］. 南京：东南大学，2020.

10. 丁继红，徐宁吟. 父母外出务工对留守儿童健康与教育的影响［J］. 人口研究，2018，42(1)：76-89.

11. 王声湧. 伤害的"E 干预"［J］. 中华预防医学杂志，2000，34(4)：226.

12. 王文超. 上海地区儿童意外伤害的临床调查［D］. 上海：复旦大学，2014.

13. 卫生部妇幼保健. 托儿所幼儿园卫生保健工作规范［J］. 中国妇幼卫生杂志，2012，3(5)：239-256.

14. 中国疾病预防控制中心. 中国青少年儿童伤害现状回顾报告［M］. 北京：人民卫生出版社. 2018.

15. 耳玉亮，陆治名，汪媛，等. 中国 2018 年伤害监测系统 0～5 岁儿童伤害病例特征分析［J］. 中国学校卫生，2020，41(7)：971-975.

16. 中国疾病预防控制中心慢性非传染性疾病预防控制中心. 全国伤害医院监测数据集(2020)［M］. 北京：人民卫生出版社，2022.

17. 李玮，陈兴，侯天文，等. 我国儿童急性中毒临床流行病学现状：1994 年至 2006 年发表论文的荟萃分析［J］. 实用医技杂志，2008(26)：3503-3505.

18. 崔云，史婧奕. 儿童急性中毒的急诊处理［J］. 中华实用儿科临床杂志，2018，33(18)：1381-1384.

19. 邢唯杰，周菲菲，王靖，等. 预防婴儿猝死综合征的安全睡眠环境证据总结［J］. 中国护理管理，2020，20(12)：1831-1837.

20. 中国疾病预防控制中心慢性非传染性疾病预防控制中心. 全国伤害监测数据集(2020)［M］. 北京：人民卫生电子音像出版社，2022.

21. 杨韵鸥，黄婷苑，林伟权，等. 2014—2019 年广州市 0～6 岁儿童伤害流行特征分析［J］. 预防医学情报杂志，2021，37(4)：553-558.

22. World Health Organization. World report or child injury prevention［R/OL］. (2008-10-03) ［2023-03-30］. https://www.who.int/publications/i/item/9789241563574.

23. Mowry JB，Spyker DA，Brooks DE，et al. Annual Report of the American Association of Poison Control Centers' National Poison Data System (NPDS)：32nd Annual Report. Clin Toxicol (Phila). 2015 Dec；53(10)：962-1147.

24. Gummin DD，Mowry JB，Spyker DA，et al. Annual Report of the American Association of

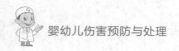

Poison Control Centers' National Poison Data System（NPDS）：35th Annual Report. Clin Toxicol（Phila）. 2018；56(12)：1213. Epub 2018 Dec 21.

25. Duan LL，Ye PP，Haagsma JA，et al. The burden of injury in China，1990-2017：findings from the Global Burden of Disease Study 2017[J]. Lancet Public Health，2019,4(9)：e449-461. DOI：10. 2139/ssrn. 3384919.

26. Bartlett S. The problem of children's injuries in low-income countries：a review[J]. Health Policy and Planning，2002，17：1-13.

图书在版编目（CIP）数据

婴幼儿伤害预防与处理/徐虹,张晓波主编. —上海：复旦大学出版社,2024.7
ISBN 978-7-309-16850-1

Ⅰ.①婴… Ⅱ.①徐… ②张… Ⅲ.①婴幼儿-伤害-预防②婴幼儿-伤害-急救 Ⅳ.①R174

中国国家版本馆 CIP 数据核字（2023）第 086189 号

婴幼儿伤害预防与处理
徐 虹 张晓波 主编
责任编辑/夏梦雪

复旦大学出版社有限公司出版发行
上海市国权路 579 号 邮编：200433
网址：fupnet@ fudanpress.com http://www.fudanpress.com
门市零售：86-21-65102580 团体订购：86-21-65104505
出版部电话：86-21-65642845
上海丽佳制版印刷有限公司

开本 890 毫米×1240 毫米 1/16 印张 12.25 字数 354 千字
2024 年 7 月第 1 版第 1 次印刷

ISBN 978-7-309-16850-1/R · 2042
定价：49.00 元